Sabine Bode

Lassen Sie mich durch
ich muss zum Yoga

Für R.

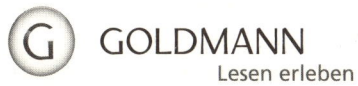
GOLDMANN
Lesen erleben

Das Buch

Nach ihrem erfolgreichen Bestseller »Älterwerden ist voll sexy, man stöhnt mehr« holt Sabine Bode erneut die Wort-Keule heraus und liefert sich einen urkomischen Schlagabtausch mit der immer gewaltiger werdenden Wohlfühl- und Lifestyle-Welle. Diese überflutet uns nämlich tagtäglich mit neuen Tipps zur Entschlackung und mentalen Selbstoptimierungseffizienz und zwingt uns geradezu zum Entspannen – und das zwischen Job, Kindererziehung und internalisiertem Bodyshaming. Heraus kommt: nur noch mehr Stress. Gewohnt unverblümt erzählt Sabine Bode also, wie sie dem Entstressungswahnsinn entkommt, und zeigt, wie auch wir achtsam stöhnend den Mittelfinger in Richtung obligatorischer Sonnenaufgangsmeditation halten können. Ihre unterhaltsamen Anekdoten garniert sie mit witzigen Tests, Listen und einfachen Anleitungen, wie man's richtig falsch macht: ommmm!

Sabine Bode

Lassen Sie mich durch, ich muss zum Yoga

Achtsames Ausatmen für Postjugendliche
mit aufgehendem Mittelfinger im Morgenrot

GOLDMANN

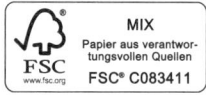
MIX
Papier aus verantwor-
tungsvollen Quellen
FSC® C083411

Penguin Random House Verlagsgruppe FSC® N001967

1. Auflage
Originalausgabe März 2021
Copyright © 2021 by Wilhelm Goldmann Verlag, München,
ein Unternehmen der Penguin Random House Verlagsgruppe GmbH
Neumarkter Straße 28, 81673 München
Copyright © 2021 by Sabine Bode
Umschlaggestaltung: UNO Werbeagentur, München,
unter Verwendung eines Fotos von © FinePic®, München
Illustrationen im Innenteil: © FinePic®, München
Redaktion: Dr. Marion Preuß
MP · Herstellung: kw
Satz: Uhl + Massopust, Aalen
Druck und Einband: CPI books GmbH, Leck
Printed in Germany
ISBN 978-3-442-31625-0
www.goldmann-verlag.de

Besuchen Sie den Goldmann Verlag im Netz:

Inhalt

Mail an meine Lektorin im Sommer 2020 7

Leicht angespannt oder kurz vor Kinski:
Wie dringend brauchen Sie dieses Buch? 12

Worst of Wellnepp: Smells like Kartoffelsalat 15

Anti-Stress-Übung #1 25

Das Runde muss ins Eckige:
Offener Brief an einen Massageball 26

Whole Lotta Wellness: Led Zep im Lagunenknast 31

Sagen Sie's jetzt nicht:
Konfliktvermeidung für Dummies 43

Willkommen in der Wohnfühlhölle:
50 Sorten von Weiß 45

Anti-Stress-Übung #2 52

Sangria und Sagrotan: Irgendwas mit Palmen 53

Das Gesetz der Straße: Mein Spießer-Rutenlauf 67

Man schenkt sich ja sonst nichts: Segwayfahren im
Senegal 72

Zahlen, bitte! Drei Arten, eine Avocado auszulöffeln . . 85

Anti-Stress-Übung #3 92

My Home Is My Office: E-Mails im Wäschekorb 93

Vom Anlageberater zum Zahnarzt (m/w/d): Erkennen
Sie Ihr Stresslevel ganz einfach an typischen Sätzen . . . 102

Die Lehre von der Leere: Sockenfalten für Sinnsucher . . 107

Pudding für die Seele: Glück ist keine Marmelade 122

Blumen-Druck: Sonntags halb drei in Deutschland 133

Anti-Stress-Übung #4 143

Persönlichkeit 2.0: Selbstwertgefühl – ein Sommermärchen 144

Leise raschelt's im Blätterwald:
Leselavendel für Agrarromantiker 157

Helden der Entspannung: Wer hat's gesagt?. 164

Yes? No way! Sag »Ja« zum bösen N-Wort 167

Birth, School, Work, Death oder Eine kurze Geschichte
der Zeiträuber 172

Meditation für Menschenhasser:
Sieben Tage im Tea-Bed. 176

Highway to Well: neulich beim Selfcare-Stammtisch . . 196

Rohes Fest: Jahresendzeit? Stimmuuuung! 200

Anti-Stress-Übung #5 214

Brief an meine Lektorin im Spätsommer 2020 215

Wohlfühlterror-Glossar 218

Danksagung 223

Mail an meine Lektorin im Sommer 2020

Liebe Marion,

ich weiß, ich weiß, du wartest schon lange auf einen Vorschlag von mir für ein neues Buch. Schon im Februar wollte ich dir ein Exposé schicken, jetzt ist August. Aber ich habe einfach keine Ahnung, worüber ich schreiben soll. In meinem Kopf ist es so leer wie auf der Mitgliederversammlung der SPD.

Ich weiß auch nicht, irgendwie kriege ich nix geschafft, dabei tue ich alles für eine ausgewogene Work-Life-Kids-Mann-Koch-Putz-Seelenfrieden-Balance:

Morgens komme ich nicht raus und höre nicht mal die »Was gibt's zum Mittagessen?«-Rufe meiner Kinder. Abends gucke ich bis zwei Uhr nachts fern. Gerade gestern kam so eine interessante Doku darüber, warum viel Schlaf so wichtig ist.

Montags gehe ich jetzt immer zum Qigong. Weiß aber noch nicht so recht, ob das was taugt. Sobald es fernöstlicher wird als Holzwickede, bin ich raus. Meine wichtigste Energiebahn verläuft nämlich vom Schlafzimmer zum Kühlschrank.

Auch mittwochs beim Persönlichkeitsentwicklungstraining, freitags beim Grünkohl-Smoothie-Gurgeln und jeden Abend von 20 bis 21 Uhr beim rituellen Den-Tag-loslassen in der Gürteltier-Position ist mir noch keine große Erleuchtung gekommen. Und am Samstagmorgen wollte ich zu einem Zeitmanagement-Seminar in der VHS, kam aber zwei Stunden zu spät. Ich war auch schon bei einem Wunderheiler, der meine Stirn mit heißen Aprikosenkernen bespuckt und dabei Bahn-steigdurchsagen auf Sanskrit gesungen hat. Dann habe ich versucht, bei Vollmond hinter der Regentonne in unserem Garten mein inneres Kind wiederzugebären, habe mich dabei aber so in die Brennnesseln gesetzt, dass ich eine Woche in einem Kamillensitzbad hocken musste.

Meine Freundin Tina will mich dauernd mitschleppen zur Hot Stone Massage. Mann, ich bin 51, da bringt mir so ein 80 Grad heißer Felsbrocken höchstens Abkühlung!

Letzte Woche hatte ich mal eine coole Idee, aber nachdem ich beim Schreiben stundenlang auf meinem ergonomischen Sitzhocker wirbelsäulenentlastend rumgewippt bin, bin ich schließlich vor An-strengung mit der Stirn auf der Tastatur eingeschlafen und später vor einem Word-Dokument wach geworden, auf dem nur stand:

Llafjksjfisjfiasjfisjvoirfaojgorhjaknvierhieherhmöööö

Dann hatte ich neulich bei *netto* an der Kasse einen Mördereinfall. Den habe ich sofort auf den Einkaufszettel geschrieben, diesen abfoto-grafiert und im »Wichtig«-Ordner abgespeichert. Kurz darauf war der Handyakku leer. Leider habe ich in diesem Ordner auch die PIN-Nr. gespeichert, mit der ich das Ding wieder ankriege. Jetzt komme ich nicht mehr an meinen Ideenordner, meine Telefonkontakte, meine WhatsApps, meine Urlaubsfotos der letzten 10 Jahre und meine Men-tal-Decluttering-App.

Als ich bei Google »Wie werde ich wieder kreativ?« eingegeben habe, bin ich auf YouTube-Videos gestoßen, auf denen senile Men-schen vor einem Bauwagen auf einem ökologischen Begegnungsbau-ernhof nachhaltig basteln. Jetzt stehen vor meinem Monitor 18 Stift-halter aus Klopapierrollen, und ich weiß gar nicht mehr, wo ich die Käse-Nachos hinstellen soll.

Mein Hausarzt sagt, ich müsse mal raus. Also habe ich einen Wochenendworkshop zum Thema Kreatives Schreiben auf La Gomera gemacht. Dort habe ich mit 11 anderen blockierten Zeilenknechten in einer Höhle gewohnt. Morgens haben wir uns zum Frühstück Agavendicksaft selbst gezapft und mittags vor dem örtlichen Supermarkt ein wenig Geld verdient, indem wir vorbeireitenden Beduinen die Serviceleistung »Dein Name auf einer Wassermelone« angeboten haben. Abends haben wir alle so lange auf Runzelkartoffeln mit roter Mojo-Soße gestarrt, bis wir daraus unser Lebensthema ablesen konnten. Bei dem Hippie neben mir hat's funktioniert, da stand tatsächlich »Herbstblond«. Bei mir stand nur: »Mehr Soße!«

Kurz, ich renne ständig von Pontius zu Pilates, zähle den ganzen Tag meine Schrittzähler, esse nur noch Lebensmittel, die keine Umlaute im Namen tragen und sitze vor lauter Relax-Overkill seit Monaten ideen- und tatenlos am Schreibtisch. Ich komme mir schon vor wie Julia Klöckner.

Vielleicht ist es auch in meinem Büro zu unordentlich. Der Feng-Shui-Berater hat gesagt, man muss seine Steuerordner nur zehn Jahre aufbewahren, nicht 30. Außerdem soll ich die sieben Wäscheständer aus meinem Sichtfeld verbannen. Jetzt gucke ich auf diese schäbige lila Wandfarbe, die ich schon ewig überstreichen will und fühle mich wie Oscar Wilde, der angeblich zu dem extrem hässlichen Wanddekor in seinem Sterbezimmer gesagt haben soll: »Entweder geht diese scheußliche Tapete oder ich.«

Ich habe auch schon versucht, mich wie ein französischer Existentialist mit einer Notizkladde rotweinschlürfend in ein Café zu setzen. Aber ich komme mir immer doof vor, allein in der Gastronomie herumzusitzen. Ich fühle mich dann immer wie bestellt und nicht abgeholt, mache Fake-Anrufe (»Waaas, Petra, du schaffst es doch nicht?«) und fange vor lauter Unwohlsein damit an, auf der Speisekarte die Rechtschreibfehler bunt anzumalen: Belecktes Brötchen, kackiger Salat, Waffen mit Pudelzucker... China-Panne – oh, die war wohl Absicht?

Jetzt sitze ich hier desillusioniert zu Hause und warte auf meinen energetischen Heilstein aus Honduras, der nach sechs Wochen immer noch nicht angekommen ist. Rufe schon den ganzen Tag bei der Hotline von Astro-TV an, aber die sagen immer nur stundenlang durch: »Danke, dass Sie uns pro Minute, die Sie in dieser Leitung hängen, 2.368,99 Euro überweisen!«

Es ist zum Verrücktwerden. Wie soll ich meine innere Ruhe finden, wenn ich nicht mal weiß, wo mein rechter Hausschuh ist? Warte mal, gerade ploppt meine tägliche Motivationsmail aus meiner »Selbsthilfegruppe für Kreative in der Krise« auf. Da steht: »Schreib einfach über Dinge, die du gut kennst.« Fips Asmussen hätte gesagt: »Sieh, die Ute liegt so nah!« Hmm, vielleicht sollte ich ... kannst du dir vorstellen, dass ich einfach über DAS HIER schreibe? Ich meine, vielleicht gibt es ja noch mehr Leute da draußen, die es langsam leid sind, ständig auf noppenbestickten Wellness-Socken ihrem eigenen Glück hinterherzuhecheln? Die nicht gleich ein Dankbarkeitsritual ausführen wollen, weil sie die Anlage N bei der Steuererklärung richtig ausgefüllt haben? Was meinst du?

Liebe Grüße
Sabine

Liebe Sabine,

das ist eine tolle Idee! Meinst du, du schaffst es, mir bis Mitte übernächster Woche das fertige Manuskript zu schicken?

Herzlich
Marion

Hey Marion,

kein Ding! Muss nur mir noch schnell meinen im Möhnesee galaktisch aufgeladenes Energieamulett umhängen, mir dreimal Relax-Spray in die Handinnenflächen sprühen, den Eimer mit abgestandenem Lavendelfußbad unterm Tisch zur Seite kicken, und los geht's!

Tschaka!

Liebe Grüße
Sabine

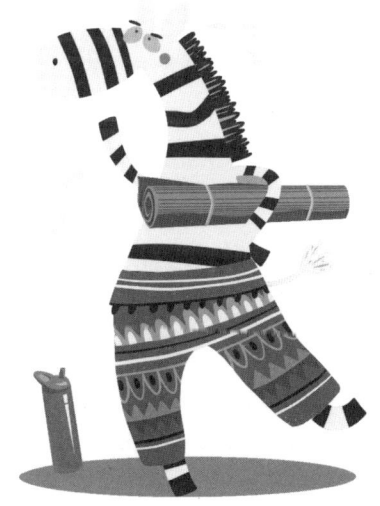

Leicht angespannt oder kurz vor Kinski:
Wie dringend brauchen Sie dieses Buch?

☐ Sie reden Familienmitglieder an mit »Nein, nicht du, das andere Kind!«.

☐ Sie glauben, ein Mantra ist ein Asi-*Opel* aus den Neunzigern.

☐ Bevor Sie ins Bett gehen, quatschen Sie noch kurz mit dem Zeitungsboten.

☐ Sie suchen drei Stunden ihren Schlüssel, und wenn Sie ihn finden, wissen Sie nicht, in welche Tür er passt.

☐ Der Einzige, der Ihnen gegenüber immer offen ist, ist Ihr Kühlschrank.

☐ Sie melden sich am Telefon mit »Ich ruf zurück!«.

☐ Sie fragen bei *Decathlon*, ob Sie die Yoga-Matte probeliegen dürfen – 12 Stunden.

☐ Sportliche Betätigung ist für Sie, sich im Schlaf von einer Seite auf die andere zu wälzen.

☐ Sie haben Ihren Kalender nur noch, um mit den anderen Patienten im Wartezimmer »Stadt, Land, Fluss« zu spielen.

☐ Vor lauter Herzrasen spüren Sie Ihre Migräne nicht mehr.

- ☐ Sie setzen sogar in der Waschstraße den Linksblinker und rufen: »Lassen Sie mich durch, ich muss zum Yoga!«
- ☐ Sie glauben, die Wand aus Pizzakartons neben Ihrem Schreibtisch ist so ein Deko-Hack.
- ☐ Sie bestellen sich einen XXL-Bodenstaubsauger, nur um auf dem Sofa zu sitzen und das mitgelieferte Knallpapier ploppen zu lassen.
- ☐ Sie steigen wahllos in irgendeinen Bus, der gerade kommt, um irgendein Ziel vor Augen zu haben.

Auswertung

Wie viele Kästchen haben Sie angekreuzt?

Gar keins: Herzlichen Glückwunsch. Sie brauchen dieses Buch nicht. Basteln Sie einfach aus den Seiten 178, 81 und 111 kleine Papierkraniche.

3 bis 5: Ihre Angespanntheit ist deutlich im Grenzbereich. Vielleicht sollten Sie Ihre Hanfpantoffeln mal anzünden und rauchen?

Alle: Kennen Sie den Film *Falling Down* aus dem Jahr 1993 mit Michael Douglas, wo ein Typ eigentlich nur zur Geburtstagsparty seiner Tochter will, stattdessen aber mit dem Baseballschläger durch L. A. läuft und bereit ist, die ganze Stadt kurz und klein zu hacken? Ich mein' ja nur.

So, jetzt liegt es an Ihnen. Entweder Sie holen sich jetzt einen schönen »Hol-dir-Kraft-durch-Holunder-und-Himalaya-Hibiskus-Hokuspokus«-Tee. Oder Sie befüllen Ihre 37 Klangschalen mit unterschiedlich großen Mengen an Bügelperlen und klopfen mit einem Mahagoni-Suppenlöffel dagegen, bis die Melodie von *Stressed Out* erklingt.

Wenn das nix hilft, dann bleibt nur noch, dieses Buch zu lesen. Vielleicht hilft es Ihnen ja bei der Suche nach sich selbst und Sie finden innere Balance, Seelenfrieden oder zumindest Ihren rot-gepunkteten Einkaufsbeutel. Wenn Ihnen das zu lange dauert, nehmen Sie doch einfach die Instant-Stress-Relief-Option. Dazu müssen Sie einfach folgende aus dem westlichen Ruhrgebiet tradierte Weisheit verinnerlichen:

Stress, das sind all die Dinge, die passieren,
wenn man nicht schläft.

Worst of Wellnepp: Smells like Kartoffelsalat

Letztes Jahr beim Schrottwichteln mit Freunden habe ich eine DVD erwischt, die den verheißungsvollen Titel trägt: »Paternoster – Zuhören, Zusehen, Entspannen«. Da ich nicht glauben konnte, dass so etwas wirklich existiert, und ich meine Mitwichtler in Verdacht hatte, das Ding extra für diesen Zweck am Farbdrucker zusammengebastelt zu haben, habe ich direkt auf *Amazon* nachgeschaut und ungläubig festgestellt: Es gibt dieses suspekte Sedativum nicht nur wirklich, nein, es hat sogar fünf Sterne von einer Person namens »Semmeltaster« bekommen. Der Rezensent lobt das Produkt, weil man damit so entspannt einschlafen kann. O-keh. Noch mal zum Mitschreiben: Es gibt da draußen also irgendwo Leute, die nicht Bubu machen können, ohne vorher Bewegtbilder anzusehen, in denen wildfremde Menschen in einen merklich in die Jahre gekommenen Offen-Lift reinhopsen. Ich habe Fragen! Und zwar: Wissen die Stockwerk-Hopper, dass sie gefilmt wurden und jetzt Insomnia-Patienten als Lebendfutter zum Wegnicken dienen? Wer fährt eigentlich noch so einen Retro-Personenumlaufaufzug, außer kurz vor der Pensionierung stehende Bauamtsbedienstete, die Kai-Uwe heißen, Karo-Wollwesten über Kurzarmhemden tragen und gerne mal eben aufspringen, um ein Stockwerk höher der Gaby aus der Abteilung Gewerbeauskunft was von ihrem hausgemachten Kartoffelsalat abzuluchsen? Und wer, bitte, guckt solchen Menschen bei eben dieser Tätigkeit freiwillig zu? Leute, die Angst vorm Schafe-Zählen haben, weil ihnen dann immer die Stimme von Hannibal Lecter dazwischengrätscht, der in wohlerzogener Gentlemanmanier flüstert: »Ich muss Ihnen gestehen, dass ich ernsthaft in Erwägung ziehe, Ihre Frau zu verspeisen«? Und wieso guckt man, wenn man einen Film ohne Handlung und Charaktere will, nicht einfach den Wiener Tatort?

Lange Zeit habe ich geglaubt, diese DVD sei als Sinnbild des Sinnlosen nicht mehr zu überbieten. Bis ich einen Rundgang durch das *Museum Of Failure* im schwedischen Helsingborg gemacht habe. Hier werden Produkte ausgestellt, die gnadenlos gescheitert sind. Etwa eine weiße Gesichtsmaske mit integrierter Elektro-Schock-Behandlung aus den 80ern, die den Käuferinnen damals versprach, dass sie danach aussähen wie Linda Evans (für die Jüngeren: die Krystle aus *Denver-Clan*. Für die noch Jüngeren: wie eine amerikanische Schauspielerin mittleren Alters mit Silikonbäckchen und Föntornadofrisur). Nun, es hat nicht funktioniert, offenbar sahen die Testpersonen danach aus wie Cliff Barnes aus *Dallas*, der besoffen in der Badewanne liegt. Und so staubt die kuriose Gerätschaft jetzt neben anderen Product Fails in der Vitrine vor sich hin. Da wäre etwa der ans WiFi angeschlossene Entsafter, der einzeln verpackte Portionen mit fertig geschnittenem Obst verarbeiten und 700 Dollar kosten sollte. Schöne Idee, aber wer braucht so was, wo es doch püriertes Obst inzwischen sogar mit Zuckerzusatz und jeder Menge Verpackungsmüll in jeder Ecke als Quetschie zu kaufen gibt?

Man muss allerdings nicht nach Schweden fahren, um die Teufelstaten verkappter Daniel Düsentriebs live und in Farbe zu erleben. Oft reicht schon ein Besuch bei *Tchibo*.

Dort ist etwa ein Fingertrainer im Angebot, der sogar die Wiederholungen zählt. Ich würde sagen, meine Finger sind trainiert genug, um bei so einem Produkt den mittleren gaaanz geschmeidig hochfahren und sehr lange in dieser Position verharren zu lassen. Ich will ja nix sagen, aber ich habe noch nie eine Bekannte beim Einkaufen getroffen und auf die Frage »Und, wie geht's?« geantwortet: »Muss, muss, aber meine Finger sind gerade der-ma-ßen schlapp!«

Ein weiteres Beispiel für unsere perfide durchgetaktete Zeit ist auch die hier erhältliche Vanillekipferl-Backmatte. Sie ist quasi das Silikon-Pendant zum Weihnachtsgruß für Faule, der im Gleichklang über die Funktion »Sende an alle Kontakte« verschickt wird. Da zahlen wir Unmengen von Kohle für Selbsthilfeliteratur und Gurus, die uns ins Ohr raunen, wir sollen Mut zur Muße haben. Und dann kommt so eine wabbelige Förmchenmatte daher und zeigt uns, wo es wirklich langgeht: Plätzchen backen, okay, aber es muss schnell gehen, am besten mit Fertigbackmischung und vorgestanzten Kipferl-Kuhlen, sodass man die Sauerei noch in das Zeitfenster von 16.30 Uhr bis 17.05 Uhr zwischen Trommelworkshop und Blinddarmreflexzonenmassage stopfen kann. Jedes Plätzchen von Hand zu formen, sodass es womöglich noch eine eigene, persönliche Note bekommt, das ist nun wirklich zu viel des Guten. Was, wenn wir heute noch kein Fingertraining gemacht haben und die Kipferl dann aussehen wie Kackwürste? Nee, dieses Teil kommt mir nicht ins Haus, und wenn unsere handgeformten Vanilleplätzchen aussehen wie die Hufeisen eines lahmen Bergesels in Kathmandu.

Auch die Prospekte von *Ernsting's family* bis *Otto* sind randvoll mit Tand und Tinnef gefüllt. Hier gibt's etwa Multifunktions-Massageroller (lassen sich offenbar vorwärts und rückwärts rollen) oder eine Fitnessuhr mit Körpertemperaturmessung, Kalorienzähler und Bewegungserinnerung. Alle zwei Stunden piept diese wohl und erinnert einen daran, das Ding endlich in den Müll zu schmeißen (was immerhin zwei Kalorien verbraucht).

Allerdings wirft die dort ebenfalls beworbene sprechende Personenwaage, die das Gewicht auf Deutsch, Englisch, Französisch und Spanisch ansagt, bei mir Fragen auf: Wie soll das gehen? Was um Himmels willen sagt die Waage? Murmelt sie ein unfreundliches »Good morning in the morning«, damit wir gleich ins Waschbecken kotzen und zwei Kilo weniger wiegen? Oder grüßt sie uns mit einem freundlich sachlichen: »Bitte stellen Sie ein, welche Stimme Ihnen das Gewicht durchsagen soll: männlich, weiblich oder Echolot?« Und sagt die Waage die Wahrheit auf Französisch vielleicht ein bisschen netter (»Oh Chérie das ist eine sehr große Po-Poo, aber isch liebe jedes Grämmschen!«)? Ich würde auf jeden Fall die englische Variante einstellen: einfach draufstellen und dann vier Jahre auf eine Ansage warten.

Wer jetzt sagt »so einen Tinnef brauche ich nicht«, sollte mal ganz schnell in seine Einkaufstüte gucken. Es gibt ja kaum noch Sachen ohne Entschleunigungsversprechen: Slowdown-Socken, Tantra-Tee, Wellness-Winkelschleifer. Selbst eine schnöde Plastik-Stapel-Box bei *Aldi* wird als »Lifestyle-Box« angepriesen. Dabei möchte ich behaupten, dass es keinen einzigen Lifestyle gibt, weder Bohemian-Urban-Relaxed noch Organic-Wholesome-Sensitive, der eine taubengraue ineinander stapelbare PVC-Wanne, in der sich sogar hineingeworfene Schraubenzieher vor Unwohlsein drehen und winden würden, auch nur ansatzweise lebensbereichernd finden würde.

Seit Kurzem wird mir auch in meiner Facebook-Timeline ständig eine Therapiedecke angepriesen, von der ich erst bei näherer Betrachtung erfahren habe, dass diese nicht für Pferde gedacht ist, sondern für Menschen. Das besonders schwere Teil soll eine kettenhemdartige Bastion gegen Stress, Angst und Schlaflosigkeit, ja, die ganze böse Welt da draußen sein. Ja, wieso sind wir denn alle so gestresst? Vor allem deshalb, weil wir morgens mit Heilkräutersud gurgeln, mittags die Sushi-Matte zur Yoga-Unterlage umfunktionieren und abends in einem Bottich mit lauwarmer Tonerde baden. Und das alles nur, weil wir ständig auf der Suche nach der *best possible version* von uns selbst sind, als müssten wir unsere Persönlichkeit ständig updaten wie ein Computervirenschutzprogramm.

Eine Vorreiterin dieses permanenten äußeren und inneren Waschzwangs ist die US-Schauspielerin Gwyneth Paltrow. Die Dame hat inzwischen auf Hohepriesterin der »Heilung to Go«-Wissenschaften umgeschult. *Goop* heißt ihr Gaga-Gutfühl-Gemischtwarenladen, der da weitermacht, wo Jean Pütz in den Achtzigerjahren aufgehört hat, als er in der WDR-Hobbythek auf dem Waschbecken kauernd die Vorzüge der Darmreinigung pries. GP sind natürlich ihre Initialen, vielleicht spielt der Name auch auf die englische Bezeichnung »General Practitioner« an, also Hausarzt, um seriöser zu wirken. Die zwei Nullen in

Goop sind offenbar ein Sinnbild für »Griff ins Klo«. Oder wie sonst soll man Kerzen nennen, die nach Geranien, Zedernholz und Rosen riechen und den Aufdruck »Smells like my vagina« tragen? Wie die ambitionierte Actrice das geschafft hat, verrät sie nicht – vielleicht jedes einzelne Stück der 5000er-Charge fünf Minuten beim morgendlichen Workout in die hautsympathische Casual Homewear geklemmt und damit leicht staksig auf den Beinen den Morgengruß mit Blick auf die Hollywood Hills geturnt? Und spätestens seit sie das Nachfolgeprodukt »Candles that smell like my orgasm« auf den Markt gebracht hat, hört man auf zu glauben, dass die Urzeitkrebse aus dem *Yps* die größte Verarsche aller Zeiten waren.

Goop offeriert auch ein Aura-Spray, das hyperaktive Kinder beruhigen soll. Diese können offenbar empfindlich die Fotosession stören, wenn Mama gerade in der Kriegerposition auf dem Balkon für neue Werbefotos posiert. Auch eine 100-Dollar-Creme, die angeblich »angebetet und angesungen« wurde, ist im Portfolio. Nur eines möchte ich wissen: Was zum Henker hat man der Creme vorgesungen und vor allem: WER? Es muss doch für den Verbraucher auf der Packung deklariert sein, ob die Tuben von Barry Manilow angerotzt wurden oder ob Cher bei ihrer Tagesabschlusspflege »If I Could Turn Back Time« in den Tiegel geflennt hat?

Über allem schwebt das Zauberwort »healing«, das uns suggeriert, dass wir alle krank sind. Sind wir wohl auch, wie sonst ist es zu erklären, dass es offenbar Menschen gibt, die 35 Dollar für ein *Emotional Detox Bath Soak* ausgeben oder sich auch mal zum Namenstag ein 15.000 Dollar teures goldenes (!) *Bedroom Toy For Ladies* gönnen. Was soll der Quatsch, die bessere und billigere goldene Bedroom-Beschäftigung sind doch wohl immer noch *Ferrero Rocher*.

Ich weiß gar nicht, was sie ständig mit dem ganzen Hipster-Heiler-Zeugs will. Sie müsste doch schon das zufriedenste Leben der Welt führen, seit ihr Ex-Mann Chris Martin nach der Trennung alle Coldplay-CDs mitgenommen hat.

Übrigens hat Frau P. ihr Liebesaus damals als eigenes Konzept mitvermarktet: »Conscious Uncoupling«, offenbar so was wie achtsames Arschlecken. Die logische Folgerung dieser bezahlten Lebenseinblicke ist ihre Netflix-Serie *The Goop Lab*. Diese richtet sich offenbar an Konsumentinnen, denen QVC zu intellektuell ist und ist wissenschaftlich so ausgereift wie eine Handlese-Session auf der Cranger Kirmes.

In einem Setting zwischen Hipster-Kaffeekränzchen und High-Tech-Labor redet Frau P. mit Experten, deren Erklärungen selbst für Querdenker zu wenig faktenbasiert wären. Dann schickt sie ihre Selfcare-Crew auf große Fahrt. Zum Beispiel nach Jamaika, um in einer munteren Runde Pilz-Trips einzuschmeißen und dabei zu kichern wie Teenies beim Flaschendrehen. Der muntere Bediensteten-Bunch darf dann auf der ganzen Welt Extremerfahrungen machen, bei denen man irgendwie die ganze Zeit »Monotonie« von *Ideal* im Ohr hat: »Campari auf Tahiti, Bitter Lemon auf Hawaii«. Während die Chefin in der Zentrale offenbar jeden Raum mit Aura-Spray Marke »Morgenurin« beduftet, macht das Fußvolk Snoga (Yoga im Schnee) oder springt in sieben Grad kaltes Wasser, weil einem das hilft, mit Stress umzugehen. Schade, dass die meisten Menschen, die akutem Stress ausgesetzt sind, selten sieben Grad kaltes Wasser vor der Haustür haben und stattdessen in 40 Grad heißen Fabriken stylische Zweiteiler nähen, damit etwa toughe *Goop*-Forscherinnen ihre Panikattacken, Depressionen und abgebrochenen Fingernägel kurieren können. Am Ende sitzen wieder alle in der Zentrale bei der weisen Oberhexe Rumpumpel und berichten von ihren totally amazing experiences: »Das war wie fünf Jahre Therapie in fünf Stunden« – frei nach dem Motto: Seelenheilung, ja bitte, aber bei mehr als einem halben Tag Sonderurlaub gibt's Probleme mit der Spesenabrechnung bei *Goop*.

Vielleicht sollte ich auch mal so einen Lifestyle-Shop launchen. Da verkaufe ich dann Keksausstechmatten mit integrierter Verzier- und Anbrennfunktion für noch mehr Effizienz und Authentizität. Oder eine mit heiligem Bergquellwasser angereicherte Creme 21, mit der man nach 3478-maliger Anwendung aussieht wie Frauke Ludowig. Steigen Sie ein, springen Sie auf, wir machen eine kleine Werbefahrt im Paternoster direkt in den 12. Stock zum Bauamt. Dort inszenieren wir dann Kai-Uwe aus Zimmer 114, Baulasteintragungen und Schornsteinfegerwesen, der dort ein Promo-Video für seinen Karopullunder »Relax« aus handgeschorener Murmeltierwolle und sein neues After Shave »Riecht wie mein Zehenzwischenraum« macht. Geht beides bestimmt weg wie lauwarmer Kartoffelsalat.

Tinnef aus der Tube: Dinge, die wirklich kein Schwein braucht

Knautschplastik-Voodoo-Puppe

Formbarer Softball in Form einer Voodoo-Puppe, wahlweise mit der Aufschrift »Boss« oder »Ex«. Warum? Hass ist ein viel zu starkes Gefühl, um es jemandem entgegenzubringen, den man nicht mag.

Malbücher für Erwachsene

Mal ehrlich, geht's noch? Wozu brauchen wir Malbücher zum Entspannen, wenn der Grund, warum wir überhaupt aggro sind, ist, dass wir den ganzen Nachmittag auf das wimmernde Wesen am Küchentisch einreden: »NICHT über die Linien malen! Und nicht immer für jedes Krickel-Krackeln ein neues Blatt handgeschöpftes Büttenpapier nehmen!«

Wen es entspannt, auf ein surreales Naturmotiv mit wirr ineinander verschlungenen Pantoffeltierformen zu stieren, der soll doch einfach mal zehn Minuten auf den Wäschekorb mit den Einzelsocken starren.

P. S.: Absolut legitim ist natürlich das Special-Interest-Malbuch *Kackende Tiere*. Es ist immer noch besser, kackende Tiere auszumalen, als seinen Burnout-Berater spurlos verschwinden zu lassen.

Duschgel und Hautcreme in einem

Schöne Idee, Duschen und Eincremen zu einem einzigen Vorgang zusammenzulegen, damit man noch schneller zum Manga-Meditations-Morgenkurs losdüsen kann. Richtig zeitsparend wird's aber erst, wenn vor der Badezimmertür bereits der Notarzt wartet, der einen nach dem Ausrutschen auf den cremig-verklebten Keramikbodenfliesen mit ausgedrehter Kniescheibe auf die Liege wuchtet.

Relax-Massagesessel für zu Hause

Kann man machen, wenn man auch gerne im Wohnzimmer Astronautennahrung aus der Tube zu sich nimmt. Aber mal ehrlich, so richtig entspannen können wir uns in diesen Kunstleder-Katapultsitzen doch nur, wenn diese im proppenvollen Einkaufszentrum stehen, wo alle zwei Minuten Falschparker durchgesagt werden und wir dem hinter uns wartenden *Takko-Fashion*-Einkaufstaschen-Mob zuraunen können: »Sorry, dauert noch was, habe gerade noch 20 Euro nachgeworfen.«

Parfümierte Müllbeutel

Umweltschädlich und einfach überflüssig. Schließlich weiß doch jeder: Abgestandenen Inhalt so verpacken, dass er für kurze Zeit gut riecht, das kann nur Dieter Bohlen.

Mindblowing Morning Sun Bath Balls mit flüssigem Kern aus Original-Achselschweiß-Extrakt von Bastian Yotta

Wie, gibt's noch gar nicht? Na, da hat ja wohl mal wieder irgendein ketogen koksender Leck-mich-fett-wenn-das-nicht-genial-geil-ist-Lifestyle-CEO ordentlich den Zeitgeist verpennt.

Anti-Stress-Übung #1

Malen Sie dieses Dromedar aus.

(Wenn Sie hier ein Dromedar sehen, sollten Sie den Yogalehrer wechseln.)

Das Runde muss ins Eckige:
Offener Brief an einen Massageball

Es gibt ja viele Dinge, die man im Haus herumfliegen hat und die für nix gut sind. Manche heißen »Carsten« oder »Klaus«. Aber du, mein lieber Massageball, bist der kugelrunde König der Nutzlosigkeit, der Predator of Plastikscheiß, der Gottvater der sinnfreien Gadgets.

Jeder hat dich, keiner braucht dich: Du bist wahlweise knallrot, quietschgrün oder ferkelrosa und siehst aus wie ein dreidimensionales Coronavirus-Schaubild bei einem fingierten Arzt-Interview im Frühstücksfernsehen.

Für was bist du eigentlich gut? Wenn man erst mal googlen muss, warum man dich überhaupt besitzt, was ist dann deine Daseinsberechtigung? »Fördert die Wahrnehmung«, steht da – toll, für all jene bemitleidenswerten Menschen, die gerade kein Kokain im Haus haben, oder wie? »Ideal für Greifübungen«, heißt es weiter. Wer braucht das? Wenn ich sinnvolle Fingerübungen machen will, lege ich lieber die Erfrischungsstäbchen im Kühlschrank ganz nach hinten. Und angeblich bist du auch DAS Wundermittel gegen Cellulite. Natürlich nur, wenn man dich gemeinsam mit der »Arschfalten-Adé«-Creme aus dem *HSE*-Nachmittagsprogramm mit Hyper-Soothing-Boosting-Effect für 39,90 Euro pro 100 ml anwendet, mit der man sich nur dreimal am Tag mit zwei Eimern voll einreiben muss.

Wir haben schlichtweg keine Ahnung, was wir mit dir anstellen sollen. Aber allein durch deinen Besitz fühlen wir uns ganzheitlicher, gesundheitsorientierter und gutwilliger, genau wie im Supermarkt, wenn wir unser Obst besonders genüsslich in einen unserer sieben mitgebrachten Baumwoll-Beutel gleiten lassen, wenn vor uns ein gestresster Büromensch ein in Plastik eingeschweißtes Käsesandwich und mundgerecht geformte Melonenstücke im dicken PVC-Eimer kauft. Aber unser Verhältnis zu dir ist ambivalent. Wir sind weit davon entfernt, dich wie einen Traumfänger oder eine Kuscheldecke sichtbar in unserer Wohnung zu platzieren, um unser sekündlich mit voller Kraft in sich hineinspürendes Wesen zur Schau zu stellen. Nein, lieber Massageball, dafür bist du einfach zu hässlich. Du bist aus PVC und hast damit schon mal einen Nachhaltigkeitsfaktor von minus 3. Dein niedliches Synonym »Igelball« macht es auch nicht besser, denn mit güldenem Herbstlaub in der Septembersonne hast du so viel zu tun wie Horst Seehofer mit einem Intimpiercer.

Jetzt mal ehrlich, wann kommt es vor, dass man dich benutzt? Wenn man an verspannter Nackenmuskulatur leidet, hat man von vornherein erst mal gar keine Lust, dich zu suchen. Da ist dein kleiner runder Kumpel *Thomapyrin* viel schneller zur Hand. Im Büro, wo wir unterm Schreibtisch auf unseren Fußsohlen auf dir herumeiern, damit wenigstens die untere Körperhälfte in Bewegung ist, während wir obenrum in Schockstarre das vierte Zoom-Meeting der Projektgruppe 4 verfolgen? Wohl kaum, denn da krabbeln ja die ganzen Kleinkinder der Kollegen rum und spielen lustiges Kabelziehen an der Rechnerrückwand.

Benötigt man irgendwann mal tatsächlich deine Hilfe, kommt die große Frage: In welcher Schublade bist du? Bist du im Medizinschrank, neben dem Nackenwärmkissen und dem Franzbranntwein? Das würde Sinn machen, ist aber nie der Fall. Meistens bist du in einer »Noch wegsortieren«-Kiste, wo du gemeinsam mit unvollständigen Puzzles und selbstgebastelten Windlichtern, die man ja vielleicht an Halloween noch mal brauchen kann, ein einsames Dasein fristest. Oder aber wir finden dich beim Saugen unter der Couch, wo der Hund dich als kurzfristig interessantes, aber dann doch schnell verachtungswürdiges Objekt hat liegen lassen. Dann nehmen wir dich mit zwei Fingern, wie man eine tote Maus anfassen würde, und überlegen: in die Schublade oder gleich in den Müll? Unser gesunder Menschenverstand wird daraufhin sogleich von wabernden Trugbildern ausgeschaltet, in denen wir uns schwerverletzt und mit ausgerenkten Körperteilen nach einem Verkehrsunfall auf der Fahrbahn liegend sehen; zwei Sanitäter kommen angerannt und rufen: »Lassen Sie uns durch, wir haben einen Igelball!«

Also zurück mit dir in die zweite Schublade von links. Dort wartet schon deine große Schwester: das Thera-Band. Zu diesem haben wir ein ähnlich gestörtes Verhältnis. Wie oft haben wir es schon aus der Schublade geholt, um endlich die Wohnzimmermöbel zur Seite zu rücken und nach den Anleitungen von Gundel Grundgesund, deiner Fitness-mit-Fun-Vorturnerin auf YouTube, eine gelenkschonende, muskelübergreifende Körperkräftigung herbeizuführen? Richtig, kein Mal. Die wenigen, die an dieser Stelle »Doch, einmal!« rufen, erinnern sich sicher noch lebhaft an den Moment, als sie das Labberband am rechten Knöchel ans Tischbein angebunden haben, die Übungen nachgeturnt haben, die in der koreanischen Anleitung als »Hüff-Steckung« angepriesen wurden und dabei unfreiwillig sämtliche Action-Szenen aus

Flucht in Ketten nachgespielt haben. Seither liegt die Gummischlange schlaff und staubig in der Schublade neben dir wie die Originalkörperteile von Cher.

An Sinnlosigkeit übertrumpft werdet ihr beide übrigens nur von eurem Großcousin: dem Sitzball. Jener monströsen Kautschukkugel, auf der man in den Neunzigern gerne lächelnde Zahnarzthelferinnen auf der Prospekt-Titelseite von Wirbelsäulengymnastikkursen der Krankenkasse platzierte. Durchgesetzt hat sich das Ding nie. Das lag nicht nur an dem Umstand, dass seine Wirkung von Orthopäden stark angezweifelt und das Gerät nach Jahren des hemmungslosen Herumhopsens sogar als schädlich eingestuft wurde; sondern eher daran, dass das offizielle Pressefoto, auf dem Gerhard Schröder und Wladimir Putin ihre Vereinbarung zu *Nord-Stream 2* auf hellrosa Hopsbällen unterzeichnen, nie von der PR-Abteilung freigegeben wurde.

Der Sinn dieser Stuhlsurrogate wurde sogar so weit in Frage gestellt, dass inzwischen in jedem Haushalt das krasse Gegenteil einer zur Bewegung zwingenden Gummikugel in der Ecke rumlungert: der Sitzsack. Sinn und Zweck dieses überdimensionalen Feelgood-Furzkissens ist es, sich schmerzfrei darauf niederzulassen und mit steifem Nacken und eingeklemmtem Ischias-Nerv äußerst ungelenk wieder hochzukommen. Danach ist man so verformt, dass man nur noch im Wanderzirkus als Quasimodo-Double ausgestellt werden kann.

Aber zurück zu dir, du bunte Noppenpest! Wie deine sinnlosen Anverwandten bringst du nur Verderben über die Menschheit. Ich meine, wo warst du denn, als man dich brauchte? Hätte Eva im Paradies nicht einfach einen Massageball in der Hand halten können? »Komm, Adam, alter Wämser, mir juckt das Steißbein, kannste da mal drüberrollen?«

Der hätte sicher gesagt: »Ach, wenn du nur kuscheln willst, hol ich die Natter erst gar nicht raus!« Dann hätten die Menschen sich nicht vermehrt, es hätte keine Kreuzzüge, keine Inquisition und keine Faszienrollen gegeben.

Du bist nichts als die Ausgeburt der Jammerlappen-Gesellschaft! »Och, ich habe falsch gelegen!« – 60 Prozent der Weltbevölkerung hätten gerne mal das Problem, falsch zu liegen, weil sie sich wünschen, überhaupt mal irgendwo irgendwie liegen zu können. Und mal ehrlich, wie viele Männer mehr hätten sich freiwillig für eine Vasektomie entschieden, wenn sie geahnt hätten, dass sie ihrer hochschwangeren Freundin einmal mit dir in einem Kreis mit anderen werdenden Eltern die Fußsohlen massieren müssen?

Aber jetzt hat dein letztes Stündlein geschlagen, du Plastikpestbeule. Für dich gilt dasselbe wie für Spiegelei-Schablonen in Katzenkopfform und selbstgebastelte Schneekugeln: Weg damit, du Platzfresser! Ich werde dich ganz locker aus der Hüfte mit einer ausholenden Wurfbewegung des rechten Schultergelenks unter gleichzeitiger Anspannung der Nackenmuskultur genüsslich in den Restmüll pfeffern. Ja, du hast richtig gehört, nicht in die Gelbe Tonne, wo du streng genommen hingehörst, damit dich dort nicht noch versehentlich jemand vom Recyclingband nimmt und weiteres menschliches Elend aus dir formt wie Gott damals aus einem Klumpen Erdmatsch.

Und wenn ich mich mal so richtig entspannen will, weiß ich auch schon, wie:

Für bessere Wahrnehmung habe ich eine Lesebrille. Greifübungen mache ich regelmäßig, indem ich versuche, mit zwei Händen eine WhatsApp-Nachricht zu verfassen. Und was die Cellulite-Prophylaxe betrifft: Da rolle ich mich doch lieber beim Fernsehen genüsslich in *Pringles*-Krümeln auf der Couch rum.

Whole Lotta Wellness: Led Zep im Lagunenknast

Es gibt Tage, die stressen einen mehr als alle anderen. Geburtstage zum Beispiel – je älter man wird, desto schneller kommt der nächste. Im Prinzip könnte man die ganze Deko auch direkt im Wohnzimmer hängen lassen. Mit zunehmendem Lebensalter stellt einen auch der Hochzeitstag vor Herausforderungen, weil man ja irgendwie schon alles durchhat: Essen gehen, Essen kommen lassen, selber kochen, Autokino oder große Flasche Schampus nachträglich zum vergessenen Jubiläum besorgen.

Je mehr Hochzeitstage man schon gefeiert hat, desto geringer werden die Ansprüche. Irgendwann reicht es dann, gemeinsam durch die Autowaschanlage zu fahren oder die gelieferte Pizza zur Feier des Tages nicht direkt aus dem Karton zu essen, sondern feierlich auf einen Teller gleiten zu lassen. Umso erfreuter war ich, als mein lieber Mann, den ich nach so vielen gemeinsamen Jahren eigentlich GöGa nennen müsste, stünde das nicht in meiner Liste der ekligen Wörter noch vor »Männe« und »bessere Hälfte«, geheimnisvoll sagte: »Ich habe eine Überraschung!« Da ich keine Überraschungen mag, konnte ich ihm wenigstens ein »Was mit Wellness!« entlocken.

»Thai-Massage? Ist doch nicht erlaubt, Corona und so.«
»Nope.«
»Healthfood-Restaurant? Wo wir letztes Mal eine Dose

Kichererbsen und eine Handvoll rohen Babyspinat für zwölf Euro achtzig gegessen haben und danach erst mal 'ne Notbremse an der Pommesbude gemacht haben?«

»Nee-he.«

Eine Stunde später tuckern wir mit einer XXL-Sporttasche auf der Rückbank über die A40. Ich bin gespannt. Ist das jetzt schon das Geschenk? Immerhin ist nach vier Jahren jetzt mal endlich auf der Fahrbahn zwischen Wattenscheid und Gelsenkirchen Flüsterasphalt gelegt worden. Oder gibt es an der Abfahrt Essen-Kray jetzt einen einsamen Parkplatz, an dem arbeitssuchende Wellness-Facharbeiterinnen Kräuterstempelmassagen ohne Mehrwertsteuer anbieten?

Ein paar Minuten später stehen wir vor einem Flachbau, der bis vor Kurzem noch ein Matratzen-Center gewesen ist. »Schlafen und mehr« heißt jetzt »Wellness und mehr«. Da war wirklich jemand kreativ.

»Unser kleines Paradies auf Zeit«, grinst der Jubilar, »nur für uns!«

Ich denke unweigerlich an Brooke Shields und ihren sauerkrautfrisurigen Filmpartner in *Die blaue Lagune*. Alleine auf einer Insel, die so einsam ist, dass auf der To-do-Liste nur Kokosmilchschlürfen und unkontrolliertes Vermehren steht.

Also ganz anders als der letzte Besuch im überfüllten Wellness-Tempel vor ein paar Monaten: In Prä-Virus-Zeiten ging man ja noch in Sammelsaunen, wo pro Quadratmeter 13 nackte Middle-Ager sehr bemüht sind, ihren »das ist alles total normal, ich gucke hier niemandem was weg!«-Blick aufrechtzuerhalten, während an der Bar porzellanhäutige Intimschmuckträgerinnen ungeniert an ihrem Tomatensaftstrohhalm lullern. War nie so meins, und ich beginne der Pandemie zu danken, dass wir hier drei Stunden lang unser privates Paradies unser Eigen nennen dürfen.

Vor einem Drehkreuz warten wir, bis so ein junges Ballonseidenanzugpärchen eingecheckt hat. Abstandsregeln und so. Dann sind wir dran, aber bevor wir lendenbeschurzt im Wasserfall stehen, müssen wir noch ein paar Formalitäten erledigen. Die freundliche Frau an der Rezeption mit dem dynamisch wippenden Pferdeschwanz überreicht uns die unvermeidliche Mitgliedskarte, die wir gar nicht wollen, aber sehr geschmeichelt sind, dass wir offenbar so aussehen, als könnten wir uns zweimal im Monat eine Runde Runterkommen für 150 Öcken leisten. »Beim 10. Besuch erhaltet ihr von uns eine kleine Überraschung«, erklärt sie verheißungsvoll. Vielleicht eine Bonus-Limettenscheibe im Getränk oder ein Paar Unisex-Frotteepantoffeln? Dann switcht die Mitarbeiterin superwomanartig ihre Funktion und hastet von der Rezeption in einen kleinen Raum, auf dem »Privat« steht und kommt mit einem überdimensionalen Putzwagen wieder. Sie weist uns an, doch bitte noch im Lounge-Bereich zu warten. »Lounge« spricht sie dabei aus wie »launch«, und ich merke, wie mein Blutdruck steigt. »Schsch-tt«, macht mein Mann, »alleeees guuut, entspann dich mal!« Ja, er hatte recht. Es gab keinen Grund sich aufzuregen. Schließlich hatte sie ja nicht »Zuschini« gesagt.

Wir sehen ihr hinterher, wie sie mit ihrem riesigen Rollwagen mit acht Kraftreinigern, vier Eimern, drei Schrubbern und verschiedenen Profi-Wischmopp-Aufsätzen hinter einer Glaswand verschwindet. Was haben unsere

Vorgänger in Kabine vier nur veranstaltet? Einen illegalen Schlamm-Catch-Contest? Oder haben sie versucht, eine Dose Ravioli mit einer Nagelschere aufzubrechen?

Was auch immer, die Spurenbeseitigung wird offenbar länger dauern, und so lassen wir uns erst mal im baumscheibenvertäfelten Wartebereich nieder. Im Hintergrund rauscht ein Springbrunnen. Das in einer Nestschaukel im Schneidersitz hockende Pärchen ist anhand der abwechselnd zu hörenden Nachrichtentöne zu urteilen noch in jener frühen Liebesphase, in der man sich gegenseitig *WhatsApp*-Nachrichten schickt, auch wenn man sich gegenübersitzt.

Nach einer Weile wird's mir auf dem Birkenstamm zu ungemütlich, also lass ich mich auch in so ein Rattan-Rondell fallen, das daraufhin wie wild in der Luft herumschwingt und ich mit meinen Beinen gegen das Gondelgeflecht des Blouson-Pärchens bollere. Dieses unterhält sich jetzt in Echtzeit. Offenbar hatten die beiden schon öfter diesen Relax-Bunker gebucht, wie ich unfreiwillig mithöre:

»Haste Sauna?«

»Yop.«

»Haste Whirlpool?«

»Jouh.«

»Haste Onkelz runtergeladen?«

»Hey, hal-looo, Min-dest-ab-stand!«

Das gilt wohl mir, und ich ziehe mich ängstlich »schullegung« murmelnd in meinen Korb-Kokon zurück.

Nach 20 Minuten kommt die muntere Mitarbeiterin und winkt. Leider nicht uns. Stimmt ja, die zwei hatten ja zwei Sekunden vor uns eingecheckt. Da können wir dagegen ja noch 'ne halbe Stunde warten. »Sorry, dauert noch ein bisschen.« An der »Lohnsch«-Bar stehen Schilder vor leeren Wasserkaraffen: »Limette-Ingwer«, »Strawberry-Erdbeer« und »Natur pur«. Sie merkt wohl, wie ich verstohlen dort hinschiele, und erklärt: »Alles leer, wegen Corona und so. Sie können aber gleich was bestellen.«

Als sie eine gefühlte Ewigkeit später wieder erscheint, atmen wir auf wie Amerika nach der Auszählung der letzten Präsidentenwahl.

»Entschuldigung, es ist schon halb neun, und wir hatten ja ab acht gebucht«, wollte ich sagen, aber hey, sie ist alleine in dem Laden und hat sich gerade offenbar die Seele aus dem Leib geputzt. Wir folgen ihr im »I can't dance«-Dreiermarsch in die Kuschel-Kabine, dessen Tor sich nun endlich Sesam-öffne-dich-mäßig geheimnisvoll auftut. »So, hier ist eure kleine Auszeit«, zwinkert sie zweideutig. Sie duzt uns! Wir liegen auf einer Stufe mit ihr wie die lässigen Jungschaukler von vorhin! Sie hat es durchschaut, wir sind wirklich coole Säue, gefangen in zwei viel zu kleinen Funktionsjacken.

Es erwartet uns jedoch erst mal eine Art Bankautomat mit erweitertem Bedienfeld und sehr vielen Touch-Optionen, die mich ähnlich in Ehrfurcht versetzen wie die Schaltzentrale des bösen Barons aus *Timm Thaler*, der von einer geheimen Insel aus per Knopfdruck die ganze Welt steuern konnte. »Ich erkläre euch kurz die Bedienung«, flötet sie und fummelt routiniert im Menü rum, »Licht, Klang, Musik, Aufguss-Art. Wir haben das Ambiente ›Romantic Dreamer‹ voreingestellt. Ihr könnt aber auch ›Caribbean Feelings‹ oder ›Emotional Experience‹ einstellen.« Hat sie was am Auge oder zwinkert sie uns schon wieder zu? Der Mann hat aber andere Sorgen, nämlich: »Wie kann ich denn mein Smartphone hier koppeln?!«

»Oh, das weiß ich nicht. Ich bin noch nicht so lange hier. Aber Sie können verschiedene Soundscapes wählen, hier: ›Sexy Soul‹, ›Moonlight Motown‹ oder ›Romantic Reggae‹.«

»Romantic Reggae«, denke ich mir still, wenn es eine Musikrichtung gibt, die NICHT romantisch ist, ist das ja wohl Reggae! Mal abgesehen von Jazz, zu Jazz kann man ja auch nicht f … –

»Ja, ich glaube, wir schaffen das!«, beschwichtigt mich der LePeBeMa (leicht peinlich berührte Mann) und begleitet Wellness-Wonderwoman zur Tür. »Hier ist übrigens eure Durchreiche«, erklärt sie noch schnell, »wenn ihr mal eine kleine Stärkung braucht.«

Bilde ich mir das ein oder war das schon wieder so eine versteckte Anspielung?

Mein komisches Gefühl bestätigt sich, als wir wenig später um die Ecke biegen und das atmosphärische Interieur begutachten: Sauna, Lichtdusche, Dampfbad, Whirlpool, Massageliege und in der Mitte eine große frei schwingende Doppel-Liege. Alles ist in rötliches Licht getaucht, dazu eine Musik, die anmutet wie eine Mischung aus Serge Gainsbourgs und Jane Birkins *Je t'aime … moi non plus* und Rondo Veneziano. Kurz, »Romantic Reggae« mutet an wie eine Liebesgrotte im Bochumer Rotlichtviertel, das Insider auch liebevoll »Riemenschleifer« nennen. *Roxanne* wäre passender oder irgendwas von Puff Daddy.

Während ich Handtücher ausbreite und geschmeidig in die Adiletten gleite, hat mein Parzellen-Partner das Handy gekoppelt, und es erklingt auf einmal lautstark *Whole Lotta Love*. Na also, geht doch.

Offenbar geht es für ihn aber nicht. Als sein Blick über die Luxuslandschaft auf Zeit schweift, legt sich ein Anflug des Unglaubens auf sein Gesicht: »Was soll das, ich hatte doch am Telefon das ›Wedding-Day-Extra-Spa-Paket‹ mit Rosenblättern und Schampus bestellt! Davon sehe ich hier nix!« Sofort wieder die Servicetaste gedrückt. Die Dame, die inzwischen im Vorraum die Nestschaukel an die Wand montiert, antwortet beschwichtigend in ihr Headset: »Ach so, ich habe hier nicht das Spa-Paket vermerkt, sondern das *Spar*-Paket mit einer 0,3 Flasche *San Pellegrino* und zwei Strohhalmen!«

»Na ja, ist jetzt auch egal«, lenkt er ein und rollt mit den Augen. »Dann bringen Sie uns bitte noch einmal das Fitness-Menü für zwei.«

Ich entscheide mich, erst mal in die Sauna zu gehen. Wenn das mit dem Essen so lange dauert wie mit der Seelengesang-Auswahl, habe ich ja noch schön Zeit.

Ich öffne die Tür und atme tief durch. Auf dem Boden steht ein Holzeimer mit einem Zettel »Ihr Wunschaufguss: Fichtenwald-Feelings«. Riecht eher wie Tecklenburger Totholz. Aber trotzdem herrlich, so ein privates Spa. Man braucht sich nicht an den Bäuchen Quartalszahlen blökender Geschäftsleute vorbeischieben und kann nach Herzenslust rein- und rausgehen, ohne dass irgendein nacktärschiger Heiopei schreit: »TÜR ZOOOH!«

Mann, ist das schön. Und ruhig. Und heiß. Und auch irgendwie langweilig. Außer den Temperaturanzeigeverriegler hin und her zu titschen, gibt's ja hier nicht viel zu tun. Ich gehe also wieder raus. Zwei Minuten müssen für den Anfang reichen. Der Mann liegt auf der Riesen-schaukel und starrt mit tiefliegenden Augenlidern auf den XXL-Plasmabildschirm.

»Was guckst du?«, will ich wissen.

»Dieter Nuhr.«

»Warum ist der Ton aus?«

»Weil es Dieter Nuhr ist.«

Ich bekomme plötzlich romantische Gefühle. Wegen genau dieser Lebenseinstellung hatte ich diesen Mann schließlich geheiratet!

Während ich mich seitlich ankuschele, zerschneidet auf einmal ein lauter Gong unsere zart aufkeimende Zwei-samkeit. Die gleiche Stimme, die sonst immer sagt: »Last call for passengers to Dubai, please proceed to gate fif-teen immediately!«, lässt nun in 110 Dezibel verlauten: »Lieber Gast! Ihre Bestellung ist da! Wir wünschen Ihnen guten Appetit!«

Der Nachteil an der Sache: Einer von uns muss jetzt aufstehen. Nach 15 Minuten »schnick, schnack, schnuck« schäle ich mich seitlich aus der Liegeschaukel und schleppe mich zur beleuchteten Durchreiche. Ich fühle mich ein bisschen wie eine Knastinsassin, der man wort- und kon-taktlos Wasser und Brot hingeklatscht hat. Nur dass dieses wahrscheinlich besser schmeckt als der hier angereichte Fitness-Fauxpas, der anmutet wie ein Holzklasse-Menü für Palma-Pauschalreisende. Dieser besteht aus einem als Bruschetta deklarierten *Aldi*-Toast mit Tomatenmark und einem traurigen Salat mit drei Falafel-Bällekes, die ausse-hen wie der Inhalt einer *Pampers Baby Dry* nach einem *Hipp*-Gläschen Spinatnudeln. Und von innen sind sie noch eingefrorener als das Gesicht von Carmen Nebel.

Vielleicht sind sie gar nicht zum Essen gedacht, sondern man muss sich damit nach dem Saunagang zur Abkühlung einreiben? Und das Joghurt-Dessert im durchsichtigen Plastikbecher sieht aus wie ein aufgetautes *Calippo* und schmeckt leicht seifig.

Da man mit vollem Bauch ja nicht in die Sauna soll, klettern wir stattdessen in den Whirlpool. Obwohl der ja schon von allcinc genug whirlt. Da sitzen wir dann wie Dr. Klöbner und Herr Müller-Lüdenscheid, während Robert Plant »coolin« auf »foolin'« reimt, was uns beide zu der Gemeinsamkeit schaffenden Erkenntnis verleitet: Früher war alles besser. Robert Plant hatte noch wallendes Haupthaar und offene Hemden, in der *Fa*-Werbung hüpften barbusige Frauen in die Fluten, und wenn man ungestört sein wollte, traf man sich einfach in der Telefonzelle am Ende der Straße... Wir rutschen ein wenig näher zusammen und begeben uns in eine Stimmung, in der wir gar nicht merken, dass uns ein Strahl mit einer Druckkraft von 8 bar gerade die komplette Haut auf der oberen Nackenmuskulatur zerfetzt.

»Echt schön hier.«

»Ja, traumhaft.«

»Weißt du noch, damals, in den Flitterwochen in Westkapelle...«

Auf einmal macht es KRRRCHZEKRÄÄÄÄH, und eine weitere voreingestellte Soundsuppe schneidet *Led Zep* abrupt ab. Stattdessen tropft aus den Boxen nun eine Mischung aus *Cotton Eye Joe* und *Mambo No. 5*. Wahrscheinlich die brandneue Klangwelt »Après-Ski-Mix Ballermann-Edition«. Also genau das, was man für die Seelenreise nach Feierabend braucht.

»Mach es aus, mach es bitte einfach aus!«, flehe ich den Angeheirateten an, der sofort pariert und so lange seinen Unterarm auf das Bedienfeld presst, bis die Beats verstummen.

Jetzt ist Stille. Also, wenn man die Geräusche aus der Liebeslaube nebenan wegdenkt. Diesen nach zu urteilen, nehmen unsere Nachbarn *Rammsteins* »Bück dich« gerade sehr wörtlich, oder aber sie haben das Ambiente »Taekwondo für trächtige Wasserbüffel« über das Menü aktiviert. Oder beides.

Wir gönnen es ihnen und beschränken unsere Ambitionen darauf, nach dem Genuss von halbgefrorenen Bio-Bällchen halbwegs würdevoll aus einem glitschigen Sprudelbad auszusteigen und uns unfallfrei in angewärmte Frotteemeterware zu wickeln.

Dann legen wir uns wieder in das Schaukelding und stellen uns vor, auf einer Hängematte in der Südsee zu liegen, während der Wind leise durch die Palmenblätter raschelt und das Meer rhythmisch hin- und wieder wegrollt.

Zwei Stunden, die sich anfühlen wie zwei Minuten, als wir beide plötzlich träumen, dass uns eine XXL-Kokosnuss auf den Schädel donnert. So fühlt es sich nämlich an, wenn man in der Tiefschlaf-Phase von einer Diktatoren-Stimme geweckt wird, die unmissverständlich mitteilt »In wenigen Minuten endet Ihr Aufenthalt. Wir hoffen, Sie hatten eine schöne Zeit und freuen uns ...« – den Rest hören wir nicht mehr, denn wir springen auf wie gedopte Buschkängurus. Es ist drei Minuten vor 23 Uhr. Ich habe Seife auf dem Kopf, eine Tonerde-Heilmaske im Gesicht und bin nur mit Fußpflegesocken bekleidet. Panisch suchen wir die im gesamten Parzellenparadies herumliegenden Handtücher, Badeschlappen, Relax-Duschgels und Peeling-Pötte zusammen, rutschen dabei auf einer Melange aus Moisturizing Body Lotion und Falafelkrümeln aus, schmeißen alles in die Sporttasche und hasten zum Ausgang. Als wir barfuß in Badelatschen im »Nur nicht Nachzahlen!«-Wahn aus dem Alltagsvergess-Alcatraz fliehen, wartet davor schon die etwas müde wirkende Allround-Servicekraft mit dem riesigen Putzwagen. Mann, die sind aber auch penibel! Als hätten wir eine Dose Ravioli … okay, ich sehe es ja ein.

»Hattet ihr einen schönen Aufenthalt?«, will sie wissen, und das mit dem gleichen Blick wie eine Hotelmitarbeiterin, die gerade drei Flaschen Schampus und die Filme »One Night in Bangcock« und »Unterm Dirndl wird gejodelt« abrechnet. »Wir nicht, aber die beiden nebenan da, holla, die Waldfee und Zorro, der Zuchthengst …«, wollte ich gerade ansetzen, werde aber vom Anhang mit voller Absicht auf die nackten Füße getreten. Die Frage, die sie daraufhin stellt, verwirrt mich dann vollends: »War das Joghurt-Peeling angenehm auf der Haut?«

Wir gucken uns an und bekommen Synchron-Aufstoßen. Kleinlaut verlassen wir den Bumsbungalow und schluffen zum Auto.

Herrlich hier drin. So ruhig. Kein Waldrauschen. Keine Flughafen-Durchsagen. Bis auf Phil Collins auf *WDR4*, aber das kann man ja mit einem routinierten Tritt gegen das Soundsystem einfach abstellen.

Beim Raussetzen tangieren wir leicht den *Seat Ibiza* von Team Trainingsanzug, sodass ein paar Buchstaben des BÖHSE-ONKELZ-Schriftzugs vom Heck abfallen.

Das wild knutschende Paar darin kriegt es nicht mit. »Tja, ein Fall aus der Serie ›Pech gehabt‹«, sagt mein Mann und klemmt den beiden als Wiedergutmachung unsere 10er-Karte an die Windschutzscheibe.

Guter Mann. GuMa, hätte ich fast in einem Anfall überschwänglicher Zärtlichkeit gesagt. Aber es kommt noch besser: Zu Hause angekommen sagt er »Augen zu!« und wuchtet mich zwei Minuten später aus der Beifahrertür.

»Na, was sagst du jetzt?«

»Oh, wie schöööön!«

Er hat mir den Weg vom Auto bis zur Haustür mit bunten Blüten ausgestreut! Seufz!!! Okay, es sind ein Dutzend *KitKat*-Verpackungen, die er unterm Fahrersitz gefunden hat und die bei sechs Dioptrien mit Hornhautverkrümmung aussehen wie Rosenblätter. Aber der Wille zählt.

Glück ist eben, mit dem zufrieden zu sein, was man hat. Und die Gewissheit, dass irgendwo in Essen-Rüttenscheid ein frisch verliebtes Pärchen im Nylonzwirn rumfährt, das am Heck seines Kleinwagens »H ONK« stehen hat.

Sagen Sie's jetzt nicht:
Konfliktvermeidung für Dummies

Sätze, die man sich verkneifen sollte, wenn man schon im Vorfeld Stresssituationen vermeiden will.

In der Beziehung:

💣 *Ein* Feierabendbierchen wird doch noch erlaubt sein.

💣 Das Parfüm passt zu dir. Hat Mutti auch.

💣 Mach doch bitte mal eben das Klo sauber. Du weißt doch, wo die Lappen sind, ooooder?

💣 Fahr nicht so weit rechts!

Bei der Familienfeier:

💣 Wie jetzt? WIR sollten Gemüselasagne mitbringen?

💣 Ist das das Rezept von Tante Gertrud, aber ohne Zucker und Sahne?

💣 Kann ich Dakota-Tindra und Wayne-Darcey drei Stunden in den Schuppen sperren, damit wir uns ungestört unterhalten können?

💣 Oh, da ist ja auch die gute Tupperschüssel, die ich euch Ostern vor acht Jahren mal geliehen hatte!

Im Vorstellungsgespräch:

- Kann ich meinen Sandwichmaker mitbringen?
- Im letzten Job wurde mir gekündigt. Der war aber auch scheiße.
- Wann ist Pause? Die beiden Racker hier, Pitt und Bully, müssen ja auch mal raus.
- Ob ich besondere Fähigkeiten habe? Ja, aber dafür bräuchten wir jetzt mal romantischere Stimmung.

Beim ersten Dinner-Date:

- Auf dem Foto sahst du aber GANZ anders aus!
- Also, die Ernährungs-Docs sagen, das sind ungünstige Fette.
- Hast du zufällig eine Fußpilzcreme dabei?
- Gehen wir zu dir oder lassen wir's ganz?

Beim Zeitmanagement-Seminar:

- Wie lange dauert das Spielchen hier denn? Muss spätestens um eins zur progressiven Muskelentspannung.
- Können wir nicht einfach sagen, wir stehen ab morgen alle drei Stunden früher auf?
- Die 40:30:20-Regel mach ich doch schon beim Essen!
- Kann das mal irgendwer für mich mitschreiben und in die Gruppe schicken?

Willkommen in der Wohnfühlhölle:
50 Sorten von Weiß

Alle beklagen sich darüber, dass knallbunte Krimskrams-buden wie *Tedi, KiK & Co* aus dem Boden schießen wie Kulturchampignons. Und sie sind ja auch eine Schande, diese »Kaufe 2, schmeiß 3 weg!«-Läden, in denen nicht nur ADHS-ler schon nach zwei Metern aus dem ge-ruchsintensiven Gemisch aus Glitzerpailletten-Shirts und 1-Euro-Flip-Flops Schwindelanfälle und Augenrasen be-kommen.

Aber es gibt eine Art von Shop, die ist noch viel un-erträglicher. Jene Wohnaccessoire-Wohlfühlhöllen, die »Frau Koch«, »Wiebkes Wohnfühl-Oase« oder »Maison Monika« heißen. Sie werden stets geführt von einer Frau mittleren Alters in cremefarbenen Leinenhosen und bei-gen fein gebügelten Baumwollblusen, über die jene einen breiten, weißen, hellen Stofffetzen drapiert hat, von dem nur sie weiß, ob es eine Pashmina, ein Foulard oder ein Grandcouvre ist (für mich als angeheiratete Badenerin heißt das übrigens alles: »Deppich«). Ihr Gatte hat ihr zum 30. Hochzeitstag ein kleines Geschäftslokal gekauft, damit sie sich selbst verwirklichen und er zu Hause in Ruhe seine Steakmarinadensammlung sortieren kann.

Diese Läden sind sehr, sehr hell und sehr, sehr aufge-räumt, und es gibt dort zwei Farben: Weiß (Flora White,

Ivory, Snow White) und Braun (Ocker, Nussbaum, Senior-Katzenfutter). Es gibt Kissen, Schüsseln und Windlichter, geschmackvoll angerichtet auf braunen Teakholzregalen oder Weinfassimitaten. Porzellanschüsseln und Karaffen, die an einen nostalgischen Waschtisch von anno Blumenkohl erinnern sollen, den wir heute schick finden, weil wir verdrängt haben, dass damals eine Kelle kaltes Wasser für eine Woche Körperhygiene reichen musste.

Betritt man ein solches Geschäft, kann man unversehens den Lärm und die Hektik der Straße vergessen, in der ansonsten Handyläden und Selbstbedienungs-Bäcker das Sterben der Innenstädte schamlos vorantreiben.

»Schauen Sie sich ruhig in Ruhe um!«, begrüßt einen dann besagte weise weiße Frau meist mit einem gütigen Augenzwinkern, und man stellt sich unweigerlich vor, wie diese selbst so wohnt: in einem lichtdurchfluteten Showroom irgendwo zwischen Sommerhaus der Stars, der Villa Mooshammer und einem Raffaello-Werbespot. Kurz, wie bei Leuten, bei denen man zur Gartenparty eingeladen ist und vorher durch ein Wohnzimmer gelotst wird, bei dem man sich sicher ist, dass dieses nie genutzt wird – weißer Kuschelteppich vor gemauertem Kamin, Bodenbelag aus makellosem Carrara-Marmor, weißes Sofa neben afrikanischen Riesenvasen, und an der Decke baumelt eine überdimensionale Designer-Leuchte in Käfig-Optik, in der Madonna wohl vor 25 Jahren ihre Live-Shows eröffnet hat. Wer Familie hat und so ein Wohnzimmer sein Eigen nennt, der hat entweder fußamputierte Kinder, einen ausgeprägten Putzfimmel oder ist nur selten zu Hause. Ich frage mich sogar, ob solche Zimmer heimlich untervermietet werden. Der Mietvertrag hätte dann natürlich eine kleine Klausel: »Am 24.12. ist die Räumlichkeit von 16 bis 20 Uhr zu räumen.«

Und tatsächlich, beim Eintreten in so eine Oase des handverlesenen Schnickschnacks durchströmt einen wirklich ein Gefühl von Ruhe und Ausgeglichenheit. Angenehmerweise wird auf Lokalradio-Gedudel verzichtet, allenfalls ist ein leises Wasserfall-Vogelgezwitscher-Soundgebräu zu vernehmen, oder man hört zwei Gänge weiter andere Kundinnen bedächtig flüstern: »Guck mal, Frauke, wie schööön!« Die ersten zwei Minuten atmet man durch und denkt: »Oooooh. So viele ausgesuchte Sachen. Da finde ich bestimmt was, das mein schnödes *IKEA*-Flohmarkt-*Poco*-Gemisch mit ein paar stilvollen Highlights aufwertet und meinem Heim einen Hauch von Klasse verleiht.« Das schöne Gefühl wird aber bald durch die Erkenntnis abgelöst, dass man sich ja beim interessierten Schreiten durch die Gänge als Teil jener elitären Gemeinschaft zu erkennen gibt, die handgeschnitzte Olivenholzlöffel von ihrem Pressspan-Pendant aus dem 1-Euro-Shop unterscheiden kann und jetzt bloß nicht patzen darf. Also schnell der White Lady, die dich schon seit Betreten ihrer heiligen Hallen mit einem wissenden »Nicht wahr, wir beide haben Geschmack!«-Blick betört, eine kluge Frage stellen. Etwa: »Wurde diese voluminöse Vase aus Lehm aus der Lombardei oder marokkanischem Mörtel gefertigt?« oder »Ist dieses Peddigrohr-Gärkörbchen auch für Vollkornhafermehl geeignet?«

Ja, sicher wird man hier etwas Schmuckes finden. Vielleicht eine kleine weiße Kerze. Oder eine mittelgroße weiße Kerze. Oder auch eine große weiße Kerze im Glas auf weißem Deko-Sand, die einem jegliche negativen

Emotionen wegflackert, wie damals der *Weiße Riese* die komplette deutsche Nachkriegsschuld reingewaschen hat.

Oder doch lieber ein Kissen für 49,90 Euro in Elfenbeintönen mit leichtem Stich ins Eierschalige, das außer ein paar traurigen Troddeln keine Besonderheiten aufweist und eigentlich auch bei *KiK* im Regal liegen könnte, allerdings unauffällig neben Plastikblumenketten und aufblasbaren Schwimmbrettern mit Getränkehalter. Hier dagegen werden nur wenige Teile einsam auf einem pseudoedlen Tropenholzimitat zur Schau gestellt und dezent angestrahlt wie eine Papstkutte aus dem 11. Jahrhundert im Museum. Das Konzept kennt man aus diesen Bonzenbunkerboutiquen in Paris oder Mailand, wo EIN paar Schuhe auf einem Holzbrett von EINER Glühbirne angeleuchtet wird und jeder denkt: »WOW, was für tolle Treter!«, allein weil es keine anderen Klamotten gibt, die die Gedanken abschweifen lassen könnten. Bei dieser perfiden Produktpräsentation denkt man sich alsbald: »Oh, wenn ich so ein Kissen oder gleich zwei davon hätte, dann wird mein nächster Besuch mich sicher für einen distinguierten Freigeist halten, der im Restaurant stundenlang die Weinkarte studiert und auf Vernissagen Sätze sagt wie: »Die Trilogie ›Drei Farben Weiß« von Ilse Siemerkrog-Schmetzer reißt die Grenzen des Erfahrbaren ein und verstört auf heilsame Weise.«

Und schon geht das Kopfkino der guten Vorsätze los: »Ich werde am Wochenende mein Wohnzimmer mit ein paar kleinen Akzenten so wohnlich gestalten, dass jeden Tag meine Arbeitskolleginnen zum Frühstück kommen wollen, ihre *Liebeskind*-Taschen an eine zur Garderobe degradierten Birke hängen werden, woraufhin wir dann kichernd Petit Fours von einer gläsernen Keks-Etagère naschen und Milchkaffee mit Karamellsirup schlürfen. Ich werde ein paar Coffee Table Books auf meinem wackligen Beistelltisch auslegen, die »Houses, Landscape & Gardens in Provence« heißen oder »Die *Chanel*-Handtasche im Wandel der Gezeiten«. Wir würden angeregt darüber reden, ob nun Charlotte Buff oder Christiane Vulpius die wahre Liebe im Leben von Johann Wolfgang von und zu Goethe war, fremde Katzen werden mir zulaufen und sich auf dem behaglichen Kaminsims einmummeln – vorausgesetzt, ich nehme vorher meine gesammelten Flip-Fotoalben mit Aufschriften wie »Teneriffa 1991« und meine VHS-Kassetten mit sämtlichen »WWF-Club«-Folgen herunter.

»Schön, der Rahmen, nicht wahr?«, reißt einen dann die patente Ladenhüterin aus den Gedanken, und schnell stellt man dann den weißen Bilderrahmen mit weißem Passepartout, in dem ein offenbar nur aus Versehen dort hereingefallenes welkes Farnblatt prangt, wieder ins Regal, weil man gemerkt hat, dass dieser vielleicht doch nicht so toll mit einem Filmplakat von *Bang Boom Bang* im Flur harmonieren würde. »Ja, seeeehr schön!«

Irgendwann, wenn man alles einmal angehoben, auseinandergefaltet und beschnüffelt hat, merkt man, dass es einem ganz schön peinlich sein wird, dieses Refugium des exquisiten Einrichtens ohne den Kauf eines Objekts, das den eigenen unfehlbaren Geschmack dokumentiert, zu verlassen. Also greift man schnell zu etwas Niedrigpreisigem wie einem Schlüsselanhänger mit cremefarbener Filzummantelung, einer bei lebendigem Leib zu einem gläsernen Briefbeschwerer eingeharzten Blume oder stu-

diert scheinbar interessiert den drehbaren Postkartenstän-
der, in dem es Unikate gibt, die aussehen wie Packpapier
mit Kartoffeldruck: Grußkarten mit Tuschezeichnungen
von Hasen, Hirschen oder Rebhühnern mit dem Charme
eines Biologie-Lexikons aus dem Jahr 1847 für 5,95 Euro
das Stück. Mal ehrlich, wem schreibt man solche Karten?

Liebe Tante Hedwig,

ich hätte dir gerne noch eine Packung Mozartkugeln beigelegt, aber
das war leider nicht mehr drin. Nun denn, eine echte Kohlenzeich-
nung von einem Karnickel kriegst Du sicher auch nicht alle Tage!
Grüße an Onkel Erwin. Kannst du ihn bei Gelegenheit mal fragen,
ob er sich über einen Weinflaschenverschluss mit einem Eichelhäher
drauf freuen würde?

Irgendwann willst du nur wahllos eine x-beliebige Karto-
nage greifen, was aber nicht geht, weil zwei aufgedrehte
Hühner mit viel Tagesfreizeit wie wild am Kartenständer
drehen, als seien sie beim Glücksrad, und so viele Karten
rausziehen, als müssten sie ihren ganzen Makramee-Kurs
beschenken.

Egal, du schnappst dir irgendwas, eine kleine weiße
Dose, in der man einen Milchzahn oder zwei Tic Tacs
aufbewahren kann oder irgendeinen weißen Lappen, der
gleichsam als Stoffserviette oder Öko-Windel Sinn machen
würde. Am Ende nimmst du ein blechernes Lesezeichen
mit schön gestanztem Zacken-Unterteil für 25 Öcken mit,
allein um der Edel-Else an der Kasse ein »Das ist ja süß!«
zuzuflüstern und als kompetente, kaufkräftige Kundin
mit Sinn für die schönen Dinge des Lebens wieder gehen

zu können. Wahrscheinlich wird sie das Zeugnis deines edlen Geschmacks in eine mit Marienkäfern bedruckte Papiertüte stecken, noch eine kleine Lavendelseife (»Was Neues zum Ausprobieren!«) hineinwerfen und dir noch den Late-Night-Shopping-Abend empfehlen, bei dem du nächsten Donnerstag mit deiner besten Freundin nach Geschäftsschluss bei Prosecco und ein paar alten Gummibärchen exklusiv stöbern, schlendern und Schotter in die Kasse werfen darfst.

Dann kommst du nach Hause, entdeckst, dass das metallene Lesezeichen mit den schicken Zacken gar kein Lesezeichen ist, sondern ein Trend-Läusekamm und schwörst dir: nie wieder so eine Hölle der Weißheit.

Ab sofort mache ich mein eigenes Deko-Label auf, wickle Mullbinden um alte Senfgurkengläser und verkaufe sie in meinem eigenen Onlineshop »Bines Bastelbutze« für 1,50 Euro das Stück. Damit werde ich dann so erfolgreich, dass alle Monis, Wiebkes und Frau Kochs vor Neid die Gesichtsfarbe wechseln: weg von einem gesunden Grillhähnchen-Braun hin zu einem fahlen Off-White.

Anti-Stress-Übung #2

WENN SIE STRESS HABEN, LESEN SIE EINFACH NICHT WEITER!

(Sich für diesen Satz extra die Lesebrille zu holen, so viel Zeit möchte ich mal haben!)

Sangria und Sagrotan: Irgendwas mit Palmen

Es gibt ja Menschen, die können selbst im Urlaub nicht entspannen. Ich gehöre nicht dazu. Schon ab Ostern schwelge ich in Vorfreude auf die Sommerferien und treffe genüsslich alle Vorbereitungen: Reiseführer lesen, Audio-Sprachkurs hören, Kultur-No-Gos draufschaffen – und das nicht nur für Bayern.

Ich stimme mich auch gerne schon Wochen vorher auf die schönste Zeit des Jahres ein und klebe sorgsam zusammengestellte Listen an sämtliche Schranktüren:

Meine Sachen:
Portemonnaie
Kleingeldportemonnaie
Kreditkarte
Geheimzettel mit PIN-Nummern und Antworten auf Sicherheitsfragen
Kopfschmerz-Roll-On
Desinfektionsmittel
WC-Sitz-Auflagen
Dokumentenmappe für die Kopien der Ausweise
Taschenmesser, um die echten Ausweise aus der Schuhsohle zu holen
Kofferadressanhänger (mit Namen des Nachbarn…
wegen der Einbrecher)

Sprachführer Niederländisch, Italienisch, Katalanisch,
Russisch (falls man spontan umbuchen muss)
Reisewarnungen des Auswärtigen Amtes
Rei in der Tube
Tomatenmark
Gemüsebrühe
Faltbarer Trolley
Sicherheitshüfttasche
Telefonnummern von Tiersitter, Krankenkasse, ADAC
Vollkornbrot einzeln verpackt
Obstschälmesser
Mülltüten
Klopapier
Wäscheleine
Kühltasche
Gummihandschuhe

Meine Kosmetiktasche:
Nassrasierer
Epilierer
Warmwachsstreifen
Heckenschere
Feuchte Hygienetücher
Shampoo Reisegröße (12 x)
Spülung Reisegröße (8 x)
Haarkur Reisegröße (5 x)
Schrundensalbe
Hornhautpflaster
Erste-Hilfe-Set
Sicherheitsnadeln und Anleitung »Tischdecke in Strand-
sarong« umgestalten

Meine Klamotten:
Unterwäsche (Baumwolle!)
Lange Hosen
Kurze Hosen
Mittellange Hosen
Allwetter-Hosen
T-Shirts Kurzarm
T-Shirts Langarm
Tops
Badeanzug (diesmal vorher anprobieren)
Fleeceweste
Sweatjacke
Windbreaker
Sonnenkäppi
Frotteekleid für Strand
Crinkle-Tunika für abends
Sneakers
Flip Flops
Moonboots

Meine Bücher:
– Jojo Moyes: »Wie ein Leuchten in Nächten, in denen
  Sturm aufzieht, der dein Herz in zwei ganze halbe Hälf-
  ten reißt«
– Sahra Wagenknecht: »Ich hatte sie alle – Bekenntnisse
  einer Talkshow-Touristin«
– John Strelecky: »Der Eiskaffee am Ende der Welt ... die
  erste *Café-del-Sol*-Filiale am Südpol«

... und das war erst das Handgepäck!

Seine Klamotten:
Ersatzunterhose

Seine Kulturtasche:
Zahnbürste

Kindersachen:
Ladekabel
Ersatzladekabel
Ersatzladekabel für Ersatzladekabel

Und dann ist es endlich so weit: Mit ein wenig Glück sind alle Familienmitglieder im selben Verkehrsmittel gleichzeitig in dem Urlaubsland angekommen, in das man ursprünglich wollte, und keiner hat einen Blinddarmdurchbruch oder, noch schlimmer, ein verlorenes Kuscheltier zu beklagen. Mensch, ist das schöööön hier! Okay, wir wissen nicht, wo der nächste Späti ist, was »Magenverstimmung« in der Landessprache heißt und ob man Plastikmüll separat sammeln muss. Aber wen schert das, es gibt in der Altstadt ja so eine romantische Brücke, über die man Hand in Hand drüberlaufen kann.

Man bekommt auch sofort Kontakt zu Einheimischen. Der Apartmentvermieter, der sich so nett dafür entschuldigt, dass er die 50 Euro Aufpreis pro Tag für die Klimaanlage im Mietvertrag verschwiegen hatte. Die Kellner, die ab 10 Uhr morgens jeden auch nur entfernt an ihren mit karierten Küchentüchern überzogenen Tischen Vorbeilaufenden so burschikos am Hemdärmel zupfen, dass dieser gar nicht mehr anders kann, als hier zum »Best Lönch in de Taun« Platz zu nehmen. Serviert wird dann etwas, von dem man nicht weiß, ob es ein etwas sehr frei interpretiertes Nationalgericht oder die Rache eines gestern entlassenen Aushilfskochs ist, aber hey, die drei Oliven am Zahnstocher sind gratis.

Überhaupt, die Nahrungsaufnahme gestaltet sich ja inzwischen an allen Orten der Welt für Touristen absolut problemfrei. Meistens muss man nicht mal was sagen. Man zeigt einfach auf vergilbte Fotos in Klarsichtfolien, die der Imbiss-Praktikant vor 12 Jahren mal durch den Nadeldrucker gejagt hat, und lässt sich dann überraschen, ob Pommes, Pasta oder frittierte Schwalbenschwanzraupen gemeint waren.

Wer möglichst kurze Wege vom Bett zur Bratwurstpyramide haben will, hat zwei Möglichkeiten: Entweder man ernährt sich im Selbstversorger-Apartment drei Wochen lang von den Tütensuppenresten des Vorgängers und würzt das Ganze äußerst sparsam mit einer Mini-Prise aus dem bereitgestellten, fast leeren Salzstreuer, weil es ja rausgeschmissenes Geld wäre, eine neue Riesenpackung Speisesalz zu kaufen. Und überhaupt, wer weiß schon, ob man da nicht versehentlich eine Packung Rattengift erwischt. Oder aber man setzt auf den kulinarischen Klassiker, das gute alte All-inclusive-Büffet, wo man das Kartoffelpüree nicht vom Vanillepudding unterscheiden kann und sich als Anhaltspunkt nur die deklarierten Zusatzstoffe merken kann. Wer nicht bis zum Abend warten möchte, um im Club Resort lustige Animationsspiele zu sehen, kommt hier schon beim Frühstück auf seine Kosten, wo stets der Contest zu beobachten ist: »Wetten, dass ich acht Portionen Rührei und drei Donuts unfallfrei auf einer Untertasse bis zu meinem Platz balancieren kann?« Der Anblick dieser Unmengen an nahrungsmittelähnlichen Produkten der Wegwerfgesellschaft weckt immer gleich unser Weltretter-Gen, und wir lassen alles mitgehen, das halbwegs identifizierbar ist. Das geht ganz einfach, man muss nur das Schild »Please don't take any food away from buffet« so hinter den Plastikweintrauben verstecken, dass wir immer sagen können, wir hätten von nichts gewusst, wenn wir mit unseren Daypacks, aus denen seitlich Baguettes und Bananen herausragen, an der Rezeption komisch angeguckt werden.

Aber natürlich sind wir auch offen für authentische regionale Spezialitäten. Individual-Reiseführer mit Titeln wie »Anders reisen« oder »Lasse nichts zurück außer deinen Fußspuren« geben da ja jede Menge Tipps. Etwa, dass es in einem einsamen Bergdorf eine versteckte Taverne in einem Höhlenbau gibt, die nur Einheimische kennen. Dort kocht der Legende nach eine 102 Jahre alte Frau namens Camilla-Leonora, genannt La Camilla, traditionellen Bohneneintopf mit selbst gesuchten Kräutern, der ein wahres Geschmackserlebnis sein soll und angeblich auch Rheuma, Arthritis und kreisrunden Haarausfall heilt. Nach vier Stunden Aufstieg erreicht man dann das Dorf, um festzustellen, dass der Reisebus über den Pass schneller war und die verdächtig jung aussehende Dame (höchstens 80!) mit dem Kopftuch von *H&M* nicht nur weiß, wie man ein paar Dosen *Erasco* Gemüseeintopf mit ein paar Cocktailtomaten und Wurstwasser streckt, sondern auch, wie man die fünf Euro pro Selfie mit ihr mit dem EC-Kartengerät einliest.

Da setzen wir uns erst mal ganz selbstbewusst vor die Hütte und holen unsere zusammengepatschten Toastbrote von heute Morgen raus. Kleine Stärkung für den weiteren Programmpunkt »Landschaft genießen«. Ja, Landschaft gibt es viel. Verdorrte Pflanzen, trockene Hügel, karge Ackerflächen. Können die hier nicht einfach mal gießen, so wie die vielen netten Hotelangestellten immer jeden Abend den Golfplatz sprenkeln?

Findet man dann mal ein Stück atemberaubende Natur, etwa Steilklippen vor azurblauem Wasser, wird einem der Genuss leider zunehmend durch die Schreie herabstürzender Instagrammer vermiest. Schon komisch, dieser Trend: Man hat Filter, Katzenohren und kann sich seine Beine drei Meter langziehen, warum müssen sich diese Menschen dann immer unbedingt vor einen *echten* Abgrund stellen?

Dafür gibt es doch die gute alte Postkarte! Vorne Bildchen von Inseln, die aussehen wie ein aus dem Meer herausragender Parkplatz, hinten viel zu viel Platz für die drei Kernaussagen »Es gibt Palmen«, »Die Cocktails sind gratis« und »Hoffentlich kriegen wir nicht die Scheißerei«. Daher folgt dann meist doch viel verbaler Füllstoff wie »Die Landschaft ist einfach atemberaubend« oder auch: »Wir genießen hier jeden Moment, denn die Momente von heute sind die Erinnerungen von morgen«. Zu laut darf man diesen Satz allerdings nicht äußern, denn sonst hat man ihn schon von einem dreadlockigen Straßentätowierer mit einem Brennstab in den Rücken geritzt bekommen.

Überhaupt, die bunten Märkte, das rege Treiben an der Strandpromenade und der bunte Strauß an Spiel, Spaß und Sport – wir nehmen wirklich immer alles mit, was man hier so an Zerstreuung geboten kriegt. Gleich am ersten Tag geht's meist schon richtig rund: Wasserski fahren (die letzten zwei Minuten sogar stehend), Delfin-Watching (»Da war einer, zack, weg, ooooh, schaaade!«) oder mit den freundlichen Souvenirverkäufern plaudern (»Sorry, sagten Sie gerade, ich bin auf Lebenszeit verflucht, wenn ich diese Holzmaske NICHT kaufe?«). Ach, das war's schon?

Na, dann eben noch 13 Tage auf die Liege. Herrlich, denn während die Horden von »Coco-Pineapple-Meloooon«-schreienden Strandverkäufern an einem vorbeiziehen, hört man weder die Worte der Liegennachbarn (»Entschuldigung, ist das Schnee auf Ihrem Rücken oder pellt sich der Sonnenbrand?«) noch den Ton des YouTube-Tutorials mit dem Titel »Sandkörner aus einem *Galaxy A51* entfernen«. Mehr Entspannung geht nicht.

Alle paar Tage zwängt man sich dann doch in das einzige Kleidungsstück, das noch zugeht – den Sarong – und schlendert über den örtlichen Markt. Dort gibt es in Hülle und Fülle Armbänder mit gängigen Vornamen von Hannah-Alhambra bis Tyson-Horst aus Korkimitat, Schlüsselanhänger mit Sternzeichen und undefinierbare gläserne Deko-Objekte mit Sandfüllung, die dem Preis nach am Zoll als Nashornpulver beschlagnahmt werden. Solchen Tand lassen wir natürlich links liegen. *Wir* wissen, wo man Souvenirs bekommt, die nicht alle mitbringen: beim örtlichen Dorfkünstler. Von dieser Spezies gibt es ja bekanntlich per Gesetz in jedem Urlaubsort genau einen Vertreter, genau wie es in *Little Britain* nur einen einzigen Schwulen im Dorf gibt. Das ist meist ein schrulliger, vor 20 Jahren aus der Eifel ausgewanderter Vader Abraham in bekleckerten Latzhosen, der Aschenbecher aus *Fimo* feilbietet und samstagsvormittags Acrylmalereikurse gibt.

Dann rennt man eine halbe Stunde unschlüssig durchs Atelier, erkennt, dass so ein als Kronleuchter umfunktioniertes Wagenrad zwar sehr nachhaltig ist, aber schlecht in den Trolley passt und hat ein schlechtes Gewissen, weil man sich lang und breit die Lebensgeschichte des Kunstschaffenden angehört hat (»Ich habe die Insel nicht gefunden. Die Insel hat mich gefunden!«). Also schmeißt man noch ein paar Taler für die Aktion »unser Laternenmast soll schöner werden« in die Spendenbüchse und ab in den Mietwagen zu *McIrgendwas*, weil die Weißbrotstullen von heute Morgen inzwischen aussehen wie Styropor.

Was soll man sonst auch tun? Für die kulturelle Bildung haben wir ja schon alles getan, nachdem wir uns am ersten Tag einfach zwei Meter neben die japanische Reisegruppe gestellt und kostenfrei den Erläuterungen des einheimischen Guides gelauscht hatten. Dieser hat erzählt, dass die Kathedrale sehr alt ist und der Schrein die Überreste der Handyhülle von Petrus beherbergt. Oder so was in der Art, ein spanisch sprechender Niederländer ist auf einem griechischen Marktplatz ja nicht immer so leicht zu verstehen. Auch an der regionalen Tradition haben wir reges Interesse. Das letzte Mal haben wir uns aktiv an einer Marienprozession beteiligt und die herrlich mit Blumen geschmückte Statue vergnügt mit unseren Vuvuzelas aus dem 1-Euro-Shop und Olé-Olé-Schreien auf ihrem Weg durch die Dorfgassen begleitet. Da wir das dazu angestimmte Volkslied nicht kannten, haben wir einfach »Bailan-do, bailando!« dazu gesungen, das hatte in etwa die gleiche Melodie und hat uns gut darüber hinweggeholfen, dass der Pfarrer partout nicht mit aufs Foto wollte. Aber so ist das eben, andere Länder, andere Toleranzgrenzen.

Ein weiteres Geheimnis, warum wir uns immer 100-prozentig entspannen können, ist, dass wir konsequent Small Talk mit anderen Reisenden vermeiden. Wenn ich an der Strandbar den Satz höre »Na, ihr zwei Hübschen, wo seid's ihr denn her?« schalte ich nicht nur innerlich direkt in den »Halt die Fresse!«-Modus. Warum soll man sich denn mit anderen Urlaubern abends auf einen Drink verabreden, der wie radioaktives Spülwasser schmeckt, damit man dann zu später Stunde die Apartments vergleicht und feststellt: Wieso haben Bärbel und Seppi aus Unterföhring eigentlich Meerblick UND eine Mikrowelle?

Nee, nee, andere Urlauber meide ich wie der Barmann frische Zutaten. Ich habe einfach Angst, kurz vor Weihnachten Lucille und Mike aus Oklahoma vor der Tür stehen zu haben, weil sie seit ihrem Oktoberfestbesuch am Berliner Flughafen festsitzen und nun ihre Urlaubsbekanntschaften abklappern: »We heard your christmas markets are amaaaaazing!«.

Die Einzigen, mit denen wir gerne sprechen, sind diese netten Flyerverteiler in der Fußgängerzone, die uns zu einem Gratis-Getränk einladen, um uns unter einem improvisierten Faltpavillon ein sensationelles Time-Sharing-Konzept vorzustellen. Die nerve ich stets so lange mit Fragen nach dem Weg zum Hafen und darüber, ob die Spülmaschinentab-Umhüllung sich in diesem Land eigentlich selbst auflöst oder nicht, bis sie mir eine *Fanta* in die Hand drücken und »Hau bloß ab!« hinterherrufen.

Ich weiß auch nicht, woran es liegt, dass wir ständig als Deutsche erkannt werden. Vielleicht an den kleinen Klappsitzkissen mit dem Aufdruck »Hier sitz' ICH!«? Am

Deuter-Rucksack mit dem dranbaumelnden Hände-Desinfektionsmittel? Oder am notorischen Drang, Kirchen in Shorts zu betreten, weil wir überzeugt sind, dass, wenn es einen Gott gibt, er ja auch unsere Oberschenkel gemacht haben muss? Aber egal, wir werden ja im Ausland immer gerne gesehen und geben immer bereitwillig Auskunft darüber, warum es keine *Derrick*-Folgen mehr zu sehen gibt, und bei Bedarf verteilen wir auch gerne handliche feuchte *Sagrotan*-Tücher.

Leider vergeht die Zeit des süßen Nichtstuns ja am Ende immer viel zu schnell. Für den letzten Tag bewahren wir uns daher immer ein unvergessliches Highlight auf. Wir gehen etwa in eine Schankwirtschaft, wo es echten Flamenco zu sehen gibt, wenn man vorher zwei Federkernmatratzen kauft. Besuchen eine Sandskulptur-Ausstellung, wo jemand – wahrscheinlich ein Kursteilnehmer des Dorfkünstlers – Cleopatra, Elvis und Mussolini mittels einer überdimensionalen Kuchenform als zwei Meter hohe Büste drapiert hat. Selbst der Papa wird in den letzten Tagen übermütig und nimmt sogar Kontakt mit Einheimischen in der Landessprache auf. Dieser kurze Moment, in dem er glaubt, dass das, was wir ihm auf den Zettel geschrieben haben, heißt »Wie ist das WLAN-Passwort, bitte?«, und nicht »Du bist die Wiedergeburt von altersschwache Stinktier, und deine Mutter hat Gesicht wie ein Fahrradsattel!« – unbezahlbar!

Die Sachen für die Rückreise sind schließlich auch immer schnell gepackt: Wie immer hat man feinsäuberlich alle Sonnencremes, UV-Blocker und Insektensprays bis auf den letzten Tiegel verbraucht und den so gewonnenen Stauraum effizient mit sämtlichen Seifen-Duschgel-

Shampoo-Miniaturen des Hotels mitsamt den Duschhauben und Badeschlappen ausgenutzt.

Nach der unfreiwilligen Bekanntschaft mit den Flughäfen Oslo und Madrid kriegt man mit ein bisschen Glück die letzte U-Bahn vom Flughafen zum Heimatbahnhof. Die ist dann zwar proppenvoll mit einem kompletten Kindergarten und johlenden Landfrauen aus Ibbenbüren auf ihrem alljährlichen Erntedankausflug, aber egal, wir haben ja im letzten Abteil eine Halteschlaufe gefunden, an der wir gemeinsam als Familie Halt finden. Voll der schöne, symbolische Moment, seufz, mach mal ein Bild!

Wenn es dann nach 17 Stunden »Home sweet home!« heißt, atmen wir immer noch den Duft der großen, weiten Welt und sind so gechillt, dass uns alles schnuppe ist: Die Pflanzen vertrocknet, der Wasserhahn im Gästebad lief, der Tiersitter hat die Info, dass eines der 12 Meerschweinchen eine Mangoldunverträglichkeit hat, einfach mal ignoriert, auf dem Küchentisch Knöllchen, die in den nächsten drei Tagen unverzüglich zu bezahlen sind. Und dann die Erkenntnis, dass das Auto nicht aus der Einfahrt geklaut wurde, sondern seit 14 Tagen zum Tagestarif im Airport-Parkhaus steht. Aber all das kann uns teilkörpergebräunten (Nase und Unterarme) und mit nagelneuen Sternzeichen-Armbändchen ausgestatteten Weltenbummlern nicht die gute Laune verderben. Die Grundentspannung will genauso wenig von uns weichen wie der Sand in den *AirPods*.

Bis zu dem Moment, wo es an der Tür klingelt und uns ein Ehepaar mittleren Alters im Hawaiihemd begrüßt: »Remember us? Rachel and Mike! Tenerife 2003! Sooo good to see you again!«

Natürlich lassen wir sie rein. Wir haben im Rucksack ja noch ein paar vorvorgestern geschmierte Labberstullen vom Büffet. Und ein angebrochenes Päckchen Fleur de Sel.

Top-Tipp für Reiserückkehrer:
Zu faul für Ansichtskarten und gerade keine gefährliche Klippe für waghalsige Insta-Posts in der Nähe? Einfach später den Daheimgebliebenen, die wissen wollen, wie es war, die eingegebenen *Google*-Suchanfragen der vergangenen Wochen vor die Nase halten! Diese geben nämlich vortrefflich Auskunft darüber, wie es wirklich war. Total entspannt ist ein Urlaub, wenn die Suchanfragen in etwa so lauten:

🔍 Romantisches Hafenrestaurant

Privatvorführung »Die Ex-Chippendales«
Babysitter (Preis egal)
»Ti voglio bene« Aussprache
Juwelier in der Nähe
Mobiler Massagedienst in der Nähe
Juwelier-und-mobiler-Massagedienst Hausbesuch
Captain's Dinner ohne Tischnachbarn
Gucci-Outletstore (80 Prozent auf alles)
Preis Baccara-Rosen Restaurantverkäufer

Ein kompletter Fail war's dagegen wohl, wenn man in den letzten 14 Tagen Folgendes ins Suchfeld eingetippt hat:

Abführmittel italienisch

Reiserücktrittsversicherung TUI

Mastercard Gold Verlustmeldung

Postkartentext Ideen

Schimmel-Ex krebserregend?

Arena di Verona billigste Plätze

NABU Übersichtstafel Riesenspinnen

Rückflug Rom-München ohne Personalausweis

»pezzo di merda« deutsch

Entfernung nächster Flughafen (zu Fuß)

Das Gesetz der Straße: Mein Spießer-Rutenlauf

Weniger ist mehr, so lautet das Credo des Back-to-Basics-Trends: Genieße die kleinen Dinge, reise mit leichtem Gepäck, weniger bla, mehr blubb und so weiter.

Wir sollen Waldbaden statt Wandern, auf Poolnudeln floaten statt vom Zehner zu springen, regional Raften und saisonal Segeln.

Aber echte Konsequenz traut sich in diesem Bereich keiner. Ich schon! Ich zelebriere seit einiger Zeit das Mikro-Abenteuer in seiner elementarsten Form und bin quasi die Vorreiterin, um nicht zu sagen Vor-Gängerin beim Revival einer alten teutonischen Laufleistung: dem guten alten Spaziergang. Nix Stadtpark, nix markierter Rundweg, einfach der Nase nach durch die Straßen ziehen, die sowieso vor der Tür liegen.

Als Kind fand ich den Sonntagsspaziergang immer zum Fürchten. Man ist mit mucksiger Miene uralten Verwandten hinterhergetrottet, die anderen Leuten ein »Lange nicht gesehen und doch wiedererkannt!« über die Straße entgegenriefen. Tanten, die sich vor dem rituellen Abschreiten der Bungalows noch schnell die Föhnwelle richteten. Onkeln, die beim Verdauungsmarsch nach dem Mittagessen die Arme hinterm Rücken verschränkten. Ich habe diese Körperhaltung nie verstanden. Sie sollte wohl einen Hauch von Fachkenntnis vermitteln, wenn man in der Neubausiedlung plötzlich stehen blieb und anerkennend bemerkte: »Guck mal, da hatta sich 'n Carport hingemacht!« »Er« stand in diesem Fall für irgendeinen fremden Hausherrn, der nach dem Weltbild des Betrachters alle baulichen Entscheidungen selbst getroffen hat.

Gähn! Damals konnte ich mir nichts Langweiligeres vorstellen. Man hat quasi im Geiste die Schritte gezählt, ganz analog, bis man wieder zu Hause war und *Rauchende Colts* gucken durfte.

Aber wie in der Mode muss nur genug Zeit vergehen, und angestaubtes Kulturgut ist wieder en vogue. Das nennt man wohl den *Jägermeister*-Effekt. Ich jedenfalls habe diese Fortbewegung ohne Ziel wieder für mich entdeckt: nachhaltig, gesund, kostenlos – quasi ein Outdoor-Event ohne Hipster-Bärtchen. Einfach aus dem Haus raus, eine Runde um den Pudding und die Energy Levels so richtig schön auftanken. Kein Equipment-Collecting, kein Wakeboard ölen, keine Protein-Energy-Bars in der Hüfttasche, einfach Tür auf, Straße runter bis zum Altglascontainer und gut.

Das Schöne: Da sich das Revival noch in den Kinderschuhen befindet, sozusagen in den *Adidas Allround* mit den drei Streifen, kann man seinen Spießer-Routenlauf unerkannt ausüben. Der Block-Walk ist quasi die *Always Discreet* der Mini-Adventures: Keiner sieht es, keiner merkt es, wenn man sich den ultimativen Super-Frische-Kick to go verschafft.

Am Anfang war mir das sehr wichtig, da ich da noch ein wenig Walk-Shame verspürt habe: Sonntags mit einer Wahlbenachrichtigung auf dem Weg zur Grundschule, okay; ein überdimensionaler Plastikbeutel in der einen und einen Zwergpinscher mit Warnweste in der anderen Hand, alles klar; aber so ganz alleine und ohne Einkaufskarre am Dienstagvormittag 300 Meter vor der eigenen Haustür herumlungern? Sehr suspekt. Ich hatte mir anfangs immer Entschuldigungen zurechtgelegt, falls mal jemand fragt: »Ach, hallo Frau Kötters, schöner Tag heute, ich wollte gerade von Pflögers 'ne Stichsäge ausleihen!«

Mittlerweile bin ich aber ein echter Streetwalking-Pro und habe mir auch schon ein Mini-Programm überlegt, wie man den kommenden It-Sport noch mit ein paar Fun-Komponenten pimpen kann:

Level 1: Wonder-Warm-Up
Fünf Minuten bevor es losgeht schon mal ein Fenster im Haus auf Kipp stellen, damit sich der Organismus danach besser an die Frischluftzufuhr adaptieren kann.

Level 2: Intervall-Rasten
Bei jedem zweiten Haus stehen bleiben, die Hände hinterm Rücken verschränken und zu sich selbst oder seinem Co-Walking-Partner sagen: »Da hatta sich Solar hingemacht!«

Level 3: After-Walk-Stretching
Nach einem Five-Minute-Trail bis zum Stromkasten und zurück einen der vielen bunten »Wir kaufen Ihr Auto!«-Zettel in der Einfahrt aufheben und das Ganze wie eine bewusste Dehnung der Wadenmuskulatur aussehen lassen.

Aber auch bei dieser Form des Hardcore-Relaxens ist es wichtig, seine Grenzen zu kennen und sich gerade am Anfang nicht zu übernehmen. Wie schnell kommt man am Ende des vertrauten Weges, wo seit Jahren verlassener Sperrmüll am Straßenrand vor sich hin modert, in Versuchung, doch auch mal den kleinen Trampelpfad zu gehen, der vom »Zone 30«-Schild direkt in ein kleines Waldstück führt, und glaubt: »Ach komm, das schaffe ich auch noch!«

Und dann passiert es: Ein anderer Fußgänger kommt einem entgegen. Und da man ja jetzt fünf Meter in den Grüngürtel hereinspaziert ist, ist es vorbei mit dem gedankenverlorenen ein-Fuß-vor-den-anderen-Getrappel. Denn hier gilt das Gesetz der Straße nicht mehr. Irgendwo zwischen Bordstein und Brombeersträuchern fängt die Grüß-Grenze an, aber ich weiß nicht genau, wo, was in mir stets unkontrollierte Schweißausbrüche und rote Flecken in der Halsgegend verursacht. Begegne ich einem Opa, der mit seinem Enkel Kastanien sucht, gerate ich gleich in die Bredouille: Überhole ich schnell grußlos oder wünsche ich einen guten Tag, als wäre es das Normalste der Welt? Ich meine, hätte ich die beiden 20 Meter weiter auf dem Gehweg getroffen, wären wir wortlos aneinander vorbeigelaufen. Sobald jedoch drei Grashalme aus dem Erdreich sprießen, muss man sofort grüßen, was nicht selten dazu führt, dass man sich die ganze Bandscheibenvorfallhistorie eines Unbekannten anhören muss und aus der 5-Minuten-Morgenrunde schnell 60 Minuten *Vera am Mittag* werden.

Vorsicht ist dem Neu-Rundendreher auch geboten, wenn man gleich übermütig wird und am Ende der

Straße eine Münze wirft: Geht man noch bis zum Kiosk von Onkel Heini und bestellt sich eine gemischte Tüte für einen Euro, in der man Süßigkeiten findet, die seit 1979 nicht mehr auf dem Markt sind? Oder lässt man sich gar von der Nachbarin kurz hereinlocken und den neuen Edelstahl-Dörrautomat vorführen? Da kann es sein, dass man bald zu jenen Personen gehört, die nach Einbruch der Dunkelheit mit der Beschreibung »braune Steppjacke, Häkelstola, Slip-ons von *Romika*« in den Medien als »gesucht« ausgerufen werden.

Wenn man diese Regeln beachtet, ist die tägliche kleine Raus-Zeit eine super Sache. Aber bitte nicht weitersagen, sonst ist es bald vorbei mit meiner Street Credibility. Ich sehe es schon kommen: Dann wird an der Ecke hinter dem Altglascontainer noch ein Panorama-Fernrohr aufgestellt, mit dem man für zwei Euro bis zum Wertstoffsammelhof gucken kann, und Onkel Heini verkauft in seinem Büdchen überteuerte Short-Distance-Hafer-Quinoa-Riegel. Dann werde ich mir wohl was Neues ausdenken müssen. Vielleicht Gartenbank-Sitting im Abendrot mit achtsamem Über-den-Zaun-Grüß-Ritual.

Man schenkt sich ja sonst nichts:
Segwayfahren im Senegal

Es gibt kaum eine Frage, die einen mehr stresst, als das ständige: »Na, hast du schon alle Geschenke?« – und das ab Mitte Oktober. Vor allem, weil es eine Verlegenheitsfrage ist, die einem das Gegenüber immer dann stellt, wenn das Wetter gerade mal keine launigen Besonderheiten zu bieten hat. Und stellt man sie aus Versehen mal jemand anderem, würde man sich daraufhin am liebsten die Zunge abbeißen, denn die Antwort lautet meist: »Ja, also für den Jan-Ole habe ich ein *Samsung* Smartphone mit Lean Screen und Fudge Touch in Mystic Purple und 128 Gigabyte Speicher; habe ich günstig von *Media Markt*, aber die passende *Game-of-Thrones-Handyhülle* war da so teuer. Habe aber welche bei *eBay-Kleinanzeigen* gesehen, eine für 15 Euro in Duisburg-Neumühl, die hat aber schon einen Kratzer, eine originalverpackt per Postversand, aber der Anbieter hat so schlechte Bewertungen, vielleicht schenke ich ihm noch ein paar ökologische, ergonomisch geformte 12mm-Buntstifte aus naturbelassenem Birkenholz, damit er endlich mal lernt, seinen Namen zu schreiben. Dann brauche ich noch was für Uwe, wir haben zwar gesagt, wir schenken uns nix, aber was, wenn er doch was hat und ich dann nix, da muss man doch zumindest eine Kleinigkeit in petto haben, vielleicht ein paar Designer-Manschettenknöpfe oder Outdoor-Sitzsäcke … und du so?«

Dann zuckst du unkontrolliert zusammen, denn du warst schon bei »Ja, also …« raus und stammelst nur: »Danke, den Kindern geht's gut!«

Schon das Nachdenken über die rechten Gaben ist ein enormer Kraftakt. Wer kennt sie nicht, die WhatsApp-Gruppen »Lars und Bille Hochzeitsgeschenk?« Da werden monatelang kilometerlange Chats erstellt: Wer ist dabei, was soll es kosten, wer bastelt die Deko-Täubchen und wer bügelt sein altes Geschenkpapier? Nach sieben konspirativen Treffen entscheidet man sich dann einstimmig für einen *Amazon*-Gutschein. Überhaupt, dieses Gutschein-Gedöns, wer hat das erfunden? Anders gefragt: Was ist sinnvoller, 100 Euro in bar, die man in JEDEM Geschäft in Europa ausgeben kann, oder 100 Euro, die man NUR im Reformhaus Breuer in Köln-Sülz gegen Ware eintauschen kann?

Auch nicht viel besser sind Geschenke mit sozialem Touch: »Wir haben gedacht, du hast ja schon alles. Darum haben wir 15 Euro für ein Projekt gespendet, das sich dafür engagiert, dass die beiden Ziegen, die eine Familie in Ghana ernähren, nachts in einem Moskitonetz schlafen können. Dann kriegen sie keine Borreliose und stecken auch nicht die ganzen Abiturienten an, die da ihr FSJ machen.«

Kein Wunder, wenn einem da die Gesichtszüge entgleisen, vor allem, wenn man pro Hochzeitsgast 150 Euro Unkosten hatte.

Hat die Menschheit denn in 2000 Jahren nichts dazugelernt? Wir erinnern uns, schon anno Blumenkohl haben ja mal drei royale Wandergesellen mit wohlgemeintem Ballast im Outdoor-Rucksack mit ihren Gastgeschenken voll ins Klo gegriffen. Die Beschenkten hatten bekanntlich für ihr Neugeborenes weder ein naturbelassenes Stillkissen noch ein rauscharmes Babyphone, aber hey, Myrrhe, was ein geiles Geschenk, wirf mal rüber die Tube, soll gut sein gegen Husten und Bauchschmerzen, und der Junge brüllt schon die ganze Zeit, wahrscheinlich wegen des ganzen Weihrauchs. Und von dem Gold können wir uns sicher einen ganzen Batzen Extra-Dry-Windeln kaufen, 200 Tagesmärsche von Bethlehem ist ja ein *Rossmann*!

Der moderne Mensch hat's nicht leichter, denn die Auswahl der richtigen Gaben ist in unseren Innenstädten inzwischen komplizierter, als am DB-Automaten eine einfache Fahrt zu ziehen. Es gibt ja keine Kaufhäuser mehr, in denen man in einem Rutsch ein Paar Socken für Onkel Helmut, ein Schneider-Buch für Klein-Jürgen und eine Packung *Edle Tropfen in Nuss* für Oma besorgen kann. Für jeden Scheiß brauchst du heute einen kompletten Laden. Du willst ein Stück Seife? Dann musst du erst mal in einen »Wir lassen jedes Stück liebevoll von argentinischen Waisenkindern von Hand rollen, das wird dir ja wohl 12,90 Euro wert sein«-Laden, in dem du ungefragt noch eine Gesichtsmaske aufgelegt und die Hornhaut an den Fersen entfernt kriegst. Pralinen gibt's bei der landesweiten Schoko-Kette, wahlweise in rund, eckig, gitarren- oder penisförmig. Selbst für die gewöhnliche Socke gibt es einen eigenen Shop, der per definitionem seine Fußlappen als glücklich bezeichnet. Dann muss man sich nur zwischen Freddie-Mercury-Visage auf dem Schaft und fliegenden Schweinen als Allover-Print entscheiden.

Kurzum, nach drei Geschenken möchte man sich am liebsten Blasenpflaster kaufen, will aber nicht vier Kilometer zu *dm* zurückjoggen.

Wer verständlicherweise keinen Bock hat, wie ein Feldhase Haken von einem sinnlosen Shop zum nächsten zu schlagen und hinterher mit zwölf Tüten beladen sein Auto im Parkhaus nicht mehr wiederzufinden, weil man vergessen hat, dass man ja mit dem Bus gefahren ist, der shoppt lieber sonntagsabends im Netz. Was aber auch nicht viel entspannter ist, denn hier muss man erst mal 37 Kundenrezensionen lesen, um zu checken, ob das Frühstücksbrettchen mit der Aufschrift »Die drei schönsten Worte der Welt: Essen ist fertig!« auch wirklich lustig ist (Spoiler: Ist es nicht! Finger weg!). Vor lauter Qualitätskontrolle guckt man natürlich nicht auf die Lieferzeit (6 bis 8 Wochen) und muss dann am Heiligabend halt doch noch mal losziehen.

Auch das Erstehen eines dieser gerade so angesagten Erlebnispakete ist nicht wirklich entspannend. Wer einmal versucht hat, so einen Feelgood-Fetzen (hippe Menschen sagen: »Wautscher«) in einem der üblichen Portale zu erstehen, weiß: Jeder Hütchenspieler am Nordausgang des Dortmunder Hauptbahnhofs ist vertrauenerweckender.

Warum sollte man hier zum Beispiel für 60 Euro eine Eintrittskarte in den Freizeitpark erwerben, die, würde man sie direkt im Freizeitpark buchen, nur 50 Euro kosten würde? Vielleicht, weil es hier als Extra-Bonus noch ein Programmheft dazugibt? Halleluja! Da kann man genauso gut einen Einkaufsgutschein von *Lidl* als Erlebnis-Highlight anbieten: »Warenwert 20 Euro. Leistung: Sie können für 20 Euro einkaufen und kriegen kostenlos ein Gurken-Storno dazu!«

Das Surfen durch den Erlebnisdschungel ist wirklich nur was für starke Nerven. Auf der Seite *mydays.de* etwa prostet sich ein Pärchen, das aussieht wie diese Symbolbild-Einlage im Bilderrahmen (»Hier können Sie Ihr eigenes Foto reinkleben, Sie Vollhonk!«) übertrieben stilvoll mit einem vollen Glas Rotwein zu. Dabei merkt man auf den ersten Blick, dass beide einen Chianti nicht von einem Lollo Rosso unterscheiden können. Per Suchfunktion kann man dann das Elend genauer definieren: Was sucht man und wo? Candle-Light-Dinner in Gütersloh? Wrack-Tauchen im Rhein-Herne-Kanal? Segwayfahren im Senegal?

Befremdlich ist auch die Suchfilteroption nach der Kategorie »Für wen«. In der Rubrik »Für Männer« finden wir: Hochseilgarten, Bungeespringen, Bunkerführung, Segeln, Quad fahren. In der Rubrik »Für Frauen«: Hochseilgarten, Quad fahren, Bunkerführung, Bungeespringen. Man könnte jetzt meinen, dass die Macher auf eine emanzipatorisch fragwürdige Einteilung in Machoabenteuer vs. Musicalgedöns verzichten. Viel wahrscheinlicher ist es jedoch, dass die Leute hier mit einer Pseudoindividualität verarscht werden sollen. Immerhin, der markante Unterschied: Bei den Frauen gibt's noch eine Trike-Tour durch Marl. Hallo? Wer denkt sich so was aus? Ich würde nicht mal in einer Sänfte getragen von acht Chippendales und flankiert von zwei indischen Elefanten durch Marl getragen werden wollen. MARL! Der Rhein-Ruhr-Express hält dort schon lange nicht mehr, und jeder, der dort mal versehentlich ausgestiegen ist, weiß, warum das so ist! Eher würde ich zu Fuß durch Bitterfeld gehen oder auf den Ellenbogen durch Kalkutta robben. Vielleicht ist das auch so ein Charity-Ding, das nur ins Programm aufgenommen wurde, damit die Marler Bevölkerung beim Anblick eines funktionierenden, nicht zur Fahndung ausgeschriebenen Fahrzeugs aus ihren Baracken gerannt kommt, »Dakota! Sunshine! Leremy! Kommt ma alle raus!« ruft und die im Dreirad vorbeiknatternden Eventgeschenk-Einlöser wie ein Brautpaar mit *Kellogg's Smacks* bewerfen kann.

Übrigens, in der Rubrik »Geschenke für Paare« erwartet einen ein Arrangement, über das sich sicher ein 13-köpfiges Club Mate schlürfendes Hipster-Kreativteam auf gepolsterten Europaletten monatelang Gedanken gemacht hat: »Bungee-Jumping für zwei«. Kannste dir nicht ausdenken!

Schlimmer als diese dubiose Fortbewegungsart in der Taiga des Ruhrgebiets sind diverse kulinarische Komplotte, allen voran der gesellige Gruppen-Kochabend. Fremde Leute, die »mal was anderes« ausprobieren wollen, treffen sich an einem XXL-Mahagoni-Tisch und knüpfen Kontakte mit Gleichgesinnten (»Findest du Feigensenf auch SOO geil? Hey, wir sind seelenverwandt, kreisch!«). Man lernt von einem Vorkocher, dessen einzige Qualifikation darin besteht, dass er alle zwei Minuten das Wort »Röstaromen« artikuliert, dass es eine Foodie-Todsünde ist, das Nudelwasser zu salzen oder eine weniger als zwei Meter Länge messende Pfeffermühle zu benutzen. Dann gehen alle raus, beschließen, dass das ja alles megalecker war und sie jetzt viel öfter selber kochen wollen. Leider hat keiner das Rezept abfotografiert, und so gibt's ab morgen wieder *Maggi Fix* für Rühreibrot.

Wem das Konzept zu kompliziert ist, der kann immer noch einen zweistündigen Barista-Kurs wählen. Hier lernt man schnell und kompakt alles, was man für diesen Nicht-Beruf wissen muss, nämlich wie man mit einem Edding »Zoé« auf einen Styroporbecher schreibt und dann 15 Minuten später ruft: »Zöö! Dein Kaffee ist kalt!«

Das Hardcore-Ereignis in der Lifestyle-Cooking-Palette ist freilich die Verkostungstour. Wer zur Hölle will eine Schnitzeljagd durch Radevormwald machen, an ausgesuchten Stationen (Tourist-Info, Bushaltestelle, zweiter Strommast von rechts) Blutwursthäppchen probieren und zum Abschluss in einer Gartenlaube halblegal gebrannten Kartoffelschnaps testen? Wer einen richtigen Kick will, der soll doch lieber mal blind seine Gewürze im Küchenschrank verkosten und raten, aus welchem Jahrzehnt sie stammen.

Und wieso werden ständig unschuldige Tiere für vermeintliche Entspannungserlebnisse ausgebeutet? Die Palette reicht derzeit von Lama-Trekking, Lama-Erlebniswanderung, Lama-Hufauskratzen bis Lama-aus-der-Ferne-anstarren für Paarhufer-Allergiker. Kann man sich komplett knicken, denn hier heißt es immer: »Vorsicht, es sind sehr scheue Tiere, die eigentlich in den Bergen von Peru leben und keine Menschen gewöhnt sind. Sie müssen erst langsam Vertrauen fassen. Das dauert so ein paar Stunden. Ach, Sie haben nur 90 Minuten gebucht? Tja, schade! Aber Sie können gerne 500 g Alpaka-Wolle für 89,90 Euro kaufen!« Wenn gerade kein Lama zur Verfügung steht, weil es zum Beispiel gerade für eine Zoom-Konferenz vermietet wird, bleibt als einziges Tier-Event nur die Fisch-Pediküre: Tausende Arbeitsguppys werden

hier in kleinen Behältern auf die porösen Fersen post-
klimakterischer Frauen losgelassen und knabbern diese
mangels Futteralternative devot ab. Tierschutzrechtlich
eher fragwürdig, für die Quanten-ins-Becken-Halterin
allerdings eine gute Alternative zur »Soll ich Ihnen noch
Strasssteinchen und Prilblumen als Topping auf den
French Look legen?« säuselnden Kosmetikerin. Fische
halten ja bei der Arbeit wenigstens die Fresse.

Wem das alles zu freakig ist, der kann auf diesen Platt-
formen natürlich auch den guten alten Klassiker erstehen, quasi die *Mon Chéri* unter dem Erlebniselend: ein
Gutschein für ein Wellnesshotel. Auf dem Foto sieht man
einen mit zwei Zentnern Blumen dekorierten und von
einem Dutzend Duftteelichtern umrahmten Whirlpool.
Bei dem Preis von 29,90 Euro pro Nacht vermutet man
allerdings eher ein Dreifamilienhaus am Rande von Bie-
lefeld mit 70er-Jahre Bidet und einem übers Bett gewor-
fenen Frotteebademantel, auf dem ein handschriftlich
verfasster Hinweis thront: »Sie können gerne wieder im
Herbst 2024 wiederkommen, wenn der Spa-Bereich wieder geöffnet ist.« Als Wiedergutmachung dient eine 3er-
Packung *Ferrero Küsschen* und die kostenlose Nutzung
des Erotik-Hauskanals.

Noch stressiger ist es natürlich, wenn man gar nicht
weiß, ob man überhaupt was mitbringen sollte: Muss
man zur Tupperparty eine Kleinigkeit dabeihaben, und
wenn ja, ist das Handbuch »Der plastikfreie Haushalt«
angebracht? Was ist, wenn alle anderen was daheihaben
und ich nicht? Oder ich als Einzige was mitbringe und
mich die anderen deswegen hassen? Was, wenn ich einem
Atheisten eine Bibel schenke oder Xavier Naidoo einen

Globus? Muss ich dem Nachbarn eine Flasche Wein auf die Fußmatte legen, weil sein Autokennzeichen dessen Geburtsdatum verrät? Vor allem, wenn dieser das letzte Mal, als man laut hörbar den eigenen runden Geburtstag bis 4 Uhr morgens im Garten gefeiert hat, am nächsten Tag nicht mal gratuliert geschweige denn gegrüßt hat?

Der Super-GAU ist natürlich die anonyme Gabe vor der Haustür und am Gartenzaun. Dann bedankt man sich erst bei acht falschen Leuten, versetzt diese unnötig in Panik (»Ach, d-d-du hatte-test Geburtstag?«), und am Ende war's Herr Piepenbrink aus der 36a, bei dem du dich nun wirklich nicht bedanken willst, seit er die teure Grillzange von *Manufactum* eingesackt hat, die du ihm zur Fußball-EM 2016 geliehen hattest.

Zu guter Letzt gesellt sich zum chronischen Geschenkechaos auch noch ein kleiner, aber nicht zu unterschätzender Stressfaktor: die Auswahl der richtigen Karte. Wie viel Lebenszeit hat man vor Glückwunschkartenständern verbracht und sich gefragt, ob man lieber die Kätzchen mit der Sonnenbrille oder die van Gogh Sonnenblumen nehmen soll? Manche stehen so lange vor dem Kartenkarussell, dass sie am Ende nur noch zur »Sorry, hab deinen Geburtstag vergessen«-Karte greifen können.

Und was für eine einzige Feierlichkeit an Rohholzreserven verschwendet werden, ist schon erschreckend: Erst kommt die Einladung mit Büttenpapier-Kartonage und Strohseiden-Inlay. Dann das Geschenk mit aufwändiger Karte, die mehr gekostet hat als der Schein, den sie beherbergt. Im Anschluss die Dankeskarte für die schönen Geschenke gefolgt von der »Danke-für-die-Dankeskarte-Karte«.

Der komplette Irrsinn ist auch diese Büffet-Mitbringerei. Entweder, es gibt eine Doodleliste, wo man sich wahlweise für Nudelsalat mit grünem Pesto, Nudelsalat mit rotem Pesto oder auch »Nudelsalat Tricolori« (grünes Pesto, rotes Pesto, Honig-Senf-Topping) eintragen kann. (Wer jetzt behauptet, auf deutschen Feierlichkeiten wird außer 37 Pesto-Nudel-Salaten noch irgendwas anderes gegessen, der ist wohl sehr lange nicht mehr irgendwo eingeladen gewesen). So haben alle wenigstens eine solide Kohlehydratgrundlage, wenn um 23.00 Uhr das immerwährende Party-Ritual eintritt, bei dem eine hysterische Stimme kreischt: »Was, ihr habt keinen Hugo? Katrin, Tini, lass uns zur Tanke fahren, die haben kein' Huuuuugo!« Was für ein Wahnsinn! Kann sich nicht jeder Mensch zweimal im Jahr überlegen, was er gerne hätte, und es sich dann einfach kaufen?

Und wenn es denn unbedingt der Gaben-Zirkus sein muss, dann bitte alles schön einfach halten. Man sollte etwa immer eine Kiste mit Allround-Geschenken im Flurschrank haben, die man notfalls jedem andrehen kann. Universalsocken Gr. 33 bis 46. Weinbrandbohnen, auf denen man unmerklich mit einem Fineliner das MHD beliebig ausweiten kann. Man muss sie die Box regelmäßig durchgucken, denn ob Opa Carl sich zum Namenstag über Bettwäsche von *Tokio Hotel* freut, sei mal dahingestellt. Und wenn man den geschlechtsspezifischen Irrsinn mitmachen will, dann auch ganz simpel: Männer kriegen immer ein Buch von John Grisham. Die Titel sind immer so schön kurz und knapp und emotionslos: *Die Akte, Der Anwalt, Der Klient.* Da weiß der Mann direkt, was er zu tun hat. Der Leser sein und dabei schön die Schnauze halten. Frauen wünschen sich am Ende doch immer was zum Cremen, Sprühen oder Sprudeln. Also all das, was Männer nicht machen, aber trotzdem eine straffe Haut haben. So ein Tiegel-Gedöns kommt trotzdem immer gut, vor allem, weil man es so gut weiterverschenken kann. Im allergrößten Notfall überreicht man halt einen Fön mit den Worten: »Hier, du hast dir doch was zum Baden gewünscht!« Und bei Kindern sollte man auch nicht so viel Aufhebens machen. Da nimmt man einfach ein personalisiertes Geschenk. Der Renner sind derzeit etwa Kinderbücher mit dem Namen des Kindes, weil Cheraldine-Gihanna-Tabithiana sich überhaupt nur für die Geschichte interessiert, in dem Kind X in den Kindergarten kommt, in den Urlaub fährt oder beim Homeschooling total unterfordert ist, wenn dieses auch Gihanna-Tabithiana heißt! Guck mal, so ein Zufall, die heißt wie duuuu, willst du jetzt nicht dein schönes Buch lesen, dein Tablet sprüht ja schon Funken?

Oder man entscheidet sich für eins dieser liebevollen Geschenke aus der Küche: Man nimmt einfach ein altes Gurkenglas, schüttet ein paar Haferflocken rein und schreibt einen schönen Zettel dazu: »Keksteigmischung. Nur noch Mandelmehl, kalt gepresstes Leinöl, Wachteleier, Kokosmilch, Birnendicksaft, Weinsteinbackpulver, Schokodrops, Tonkabohne, getrocknete Ananas und Safran dazumischen und schon kannst du loslegen!

Ach ja, und wenn beim Weihnachtswichteln mit den Kollegen ein Limit von 10 Euro gesetzt wird, packe ich einfach einen 10-Euro-Schein in einen Briefumschlag. Fensterlos, denn ein bisschen Spannung muss ja noch bleiben.

Der ultimative Tipp, wie man sich sämtliche Geschenke-Zwangshandlungen für immer vom Leib halten kann, ist aber immer noch, mit leeren Händen und gütigem Lächeln im Gesicht bei seinen Liebsten zu klingeln und frei nach Christian Morgenstern zu flöten: »Ich habe heute ein paar Blumen nicht gepflückt, um dir ihr Leben zu schenken!« Kommt in jedem Fall besser als eine Klapprad-Tour durch Marl.

P.S.: Wer dennoch was kredenzen will, hier ein paar Fettnäpfchen-Vermeidungs-Formeln.

Was man beim Geschenke-Überreichen NIE sagen sollte:

💣 Hier. Hoffentlich gefällt es dir diesmal.

💣 Die Marmelade ist das Geschenk, den Korb nehme ich wieder mit.

💣 Alle haben unterschrieben, bis auf Nadine, die fand 15 Euro pro Nase zu viel.

💣 Ich halte es mit dem alten *Ärzte*-Song: »Ich habe ein Geschenk für dich. Ich liebe dich, ich schenk dir mich.«

💣 Hol mal schnell 'ne Vase, das suppt schon ordentlich auf den Flokati.

💣 Sorry, ich meinte, du musst das Geschenk nur noch »auspacken«, nicht »ausparken«.

💣 Ich hoffe, du hast keine Allergie gegen Polyacryl, Polyethylen oder Paraffine?

💣 Ist ein Gutschein, bei deinem komischen Geschmack weiß man ja nie.

💣 Der Schlüssel ist schon mal ein kleiner Hinweis. Du hattest dir doch immer abschließbare Mülltonnen gewünscht?

💣 Ich habe dir ein Buch mitgebracht. Oder hast du schon eins?

💣 Konfettiiiiiiiiiiiiiiiiiiiiii! Äh, ihr habt doch eure Putzhilfe noch, oder?

Zahlen, bitte! Drei Arten, eine Avocado auszulöffeln

Zahlen sind dafür da, unser Leben zu vereinfachen. Ein Verkehrsschild mit der Aufschrift »30« sagt mir, aha, hier sollte ich mal in den fünften Gang runterschalten. Die 3–2–1-Regel beim Mürbeteig hilft mir, dass mein Gebäck nicht furztrocken wird wie eine Anmoderation von Jörg Pilawa. Und wenn ich am Matratzenladen an der Ecke ein »80 Prozent auf alles!«-Schild sehe, weiß ich, dass ich da am besten gar nicht erst reingehe.

Schön und gut, aber im Zuge des »Simplifiziere dein Leben!«-Phänomens grassiert schon seit geraumer Zeit die sehr befremdliche Unart, Zahlen mehr Beachtung zu schenken als Buchstaben. Wir sollen nicht nur ausmisten, entschlacken und entgiften, sondern auch jeden Text, der mehr als zwei Sinneinheiten umfasst, in eine möglichst leicht verdauliche Anzahl an Informationshäppchen aufspalten. Dabei ist es kaum noch wichtig, worum es geht. Gelesen wird erst, wenn man weiß, dass es sich um eine überschaubare Anzahl von Einheiten handelt, die unser stets auf Naturkatastrophen aller Art vorbereitetes Bewusstsein nicht überfordert. Die Beispiele sind endlos: Videos heißen »3 Wege, einen Loopschal zu tragen« (einmal schlingen, zweimal schlingen oder unfreiwillig strangulieren). Bücher tragen den Titel »1 Brot, 50 Aufstriche«

(das muss wirklich ein sehr großes Brot sein!), und die »7 Zeichen der Hautalterung« sind in jedem Fall furcht-einflößender als erste Fältchen.

Kurzum, wir wollen immer erst Zahlen wissen, bevor wir bereit sind, Buchstaben zu betrachten. So kommt es wohl auch, dass Artikel im Netz erst darüber informieren, wie viel Lebenszeit man mit dem Rezipieren verschwenden wird, bevor man überhaupt die eigentliche Überschrift wahrnimmt – »Lesedauer: 8 Minuten« steht dann da. Ja, da überlegt man es sich zweimal, ob man wirklich einen gut recherchierten Artikel über die Menschenrechtsverletzungen in China lesen will oder lieber bis zur S-Bahn-Ausstiegshaltestelle online einen eineinhalbminütigen Lifehack darüber anschaut, wie man eine Avocado auslöffelt. Dieser wird dann nicht etwa »So löffelst du eine Avocado aus« genannt, sondern, na klar, »3 Arten, eine Avocado auszulöffeln«. Was einen von Anfang an beruhigt. Mehr wollen wir auf keinen Fall wissen. Nicht dass die da jetzt 17 verschiedene Arten,… aber Moment, sind drei Arten nicht schon zwei Arten zu viel? Ich meine, welche anderen Methoden, eine Avocado auszulöffeln, muss man noch wissen außer »Man nimmt einen Löffel und höhlt sie aus«?

Und falls Sie die Schöpfungsgeschichte noch mal nachlesen wollen, gibt's da bestimmt auch inzwischen schon eine Online-Story: »7 Tage, die Gott schuf – wegen Nr. 7 dürfen wir sonntags unser Auto nicht waschen.«

Von wegen »Am Anfang war das Wort«! Graf Zahl hat sich vorgedrängelt, wo man nur hinschaut: »5 Dinge, die du über den Klimawandel wissen solltest« (super, wenn's 11 wären, wäre mir das auch echt zu viel!), »100 Orte in Castrop-Rauxel, die man gesehen haben muss« (inklusive

97 Bushaltestellen) oder auch »Rezepte mit nur 2 Zutaten« (sensationell, Butter und Brot!).

Und natürlich ist die allerwichtigste Information zu jeder Person grundsätzlich ebenfalls eine Zahl: Shakira, 43, kommt gerade aus dem Fitnessstudio. Johnny Depp, 57, betritt gerade irgendein Gerichtsgebäude. Der Wendler, 48 ... okay, ab hier liest sowieso keiner mehr weiter.

Und auch das, was am Ende von einem Menschen bleibt, wird meist unschön in Stein gemeißelt: Von ... bis. Als ob dies das Wichtigste wäre! Könnte da nicht besser stehen: »Weltbester Opa!« oder »Hat den besten Apfelkuchen gebacken, den die Welt je gesehen hat«?

Aber nein, Buchstabenverdrossenheit, wo man hinschaut. Viele Kindergartengruppen heißen schon »Gruppe 1«, »Gruppe 2« und »Gruppe 3«, weil die »Die Wölfe« zu sehr nach Problemkindern klingen, »Die Krümelmonster« zu sehr an ungesunden Zuckerkonsum erinnern, und »Die respektlosen Saublagen ohne jedes Gespür für Regeln und Autorität« einfach zu lang ist.

Wenn einer bei *kochbar.de* »eine Handvoll Petersilie« im Rezept angibt, schießen sofort Fragen hoch: »Wie viel Gramm sind das?« Wahrscheinlich essen Menschen so gerne Fertiggerichte, weil sie mit groben Mengenangaben im Kochbuch wie »eine Prise Salz« komplett überfordert sind. Wir zählen lieber pro Tag 1588 Kilokalorien, statt einfach aufzuhören, wenn wir satt sind. Und vertrauen dem Körperfettanteil auf der Waage mehr als dem Blick in den Spiegel (und dem Bund unserer Hose): Och gut, noch unter 28,7 Prozent, auch wenn ich durch keinen Türrahmen mehr passe.

Unnötig auch die allgegenwärtigen Pressemeldungen

zu Groß-Events, in denen das bombastische Ausmaß der Veranstaltung in möglichst großen Zahlen ausgedrückt wird: Egal, ob es sich um *Apassionata* in der Westfalenhalle handelt oder um die Jahreshauptversammlung der Backenbartträger in Oberfranken, stets findet sich ein »Fact Sheet« mit Guinness-Buch-verdächtigen Zahlen: Es wurden 800.000 Meter Kabel verlegt, 70.000 Kubikmeter Sand rangekarrt und 3 Milliarden Maiskörner zu Popcorn verarbeitet – Hauptsache, es klingt nach: Woooah, ist das VIEL! Dass auch 180 Aushilfen zu einem Stundenlohn von 7,22 Euro am Werk waren, wird natürlich verschwiegen.

Das grenzenlose Vertrauen in die Macht der Zahlen führt übrigens so weit, dass auf der Frage-und-Antwort-Webseite *Yahoo Answers* tatsächlich jemand wissen wollte: »Wie kann eine deutsche Frau 1,4 Kinder bekommen? Was ist 0,4?«

Was kommt als Nächstes? Fragen echauffierte Baumwolllappengegner demnächst in Talkshows »Wie kann es sein, dass es in meinem Heimatdorf einen Inzidenzwert von 89,8 gibt – wir haben doch nicht mal 100.000 Einwohner?« Müssen demnächst Sprichwörter umgeschrieben werden, z. B. »39 Wege führen nach Rom«? Antwortet der Barkeeper auf die Bestellung »Dry Martini« gar: »Was, alle für Sie?« Und wo kommt diese ganze Zahlenfixierung überhaupt her? Vielleicht fing das ganze Elend mit der Digitalisierung an: Auf einmal war die Welt voller 1en und 2en. Und was haben wir davon? Handschriften, die verkümmern, und Digital Natives, die im Zug nicht in der Lage sind, das Papierformular »Fahrgastrechte« auszufüllen, weil man da nichts anklicken kann. Seelenlose Playlists, die niemand in 30 Jahren auf dem Dachboden finden und dabei ausrufen wird: »Mann, dieses Tape hat mir Klaus-Jürgen in der Ferienfreizeit am Möhnesee aufgenommen, kurz bevor er mit seinem *Corsa Steffi* vor den Baum gerast ist!« Lesegeräte, in denen wir die Schriftgröße von 18 auf 11 verstellen können, und wenn wir am Ende gefragt werden, ob uns das Werk gefallen hat, schreiben wir: »11 Euro für 150 Seiten ist ja mal Wucher!«

Sind Zahlen nicht nur nervig, sondern vielleicht sogar böse? 666 ist ja bekanntlich *The Number Of The Beast*, aber welche Vorwahl hat eitel Sonnenschein? Spätestens, wenn man einmal ein vom Nachwuchs nach dem »Malen nach Zahlen«-Prinzip gepinseltes Einhorn in den Flur hängen musste, weiß man um die hässliche Fratze des Numerischen.

Kurz, ob bei *Monopoly* oder im Leben, am Ende zählt eben nur die Kohle, nicht die vielen schönen Momente, die du in deinem kleinen, liebevoll aufgebauten Hotel in der Lessingstraße zugebracht hast.

Wenn man darüber lange nachdenkt, bekommt man glatt eine der 37 Arten von Kopfschmerzen.

Wer wirklich entspannt leben will, sollte einfach weniger Zahlen beachten. Wie die Pirahã, ein erst vor Kurzem (vor wie vielen Jahren genau, ist jetzt mal total egal) entdeckter Volksstamm im brasilianischen Amazonasgebiet, dessen Sprache komplett ohne Zahlwörter auskommt.[1] Wenn man hier also fragt, wie viele Kinder jemand hat, bekommt man die Antwort »einige«, was genauso gut zwei oder sieben heißen kann.

Ihr Entdecker Daniel Everett nennt sie das glücklichste

---

1 https://www.scinexx.de/news/geowissen/sprache-ohne-zahlen-entdeckt/

Volk, nicht nur, weil sie keine Zahlen kennen, sondern auch keine Vergangenheit und Zukunft. Ihre Kinder werden nie gefragt: Welchen Apgar-Score hattest du bei der Geburt? Wann konntest du laufen, mit wie vielen Jahren hast du Abi gemacht und was kriegst du die Stunde bei *Starbucks*? Keine Steuererklärung, keine vergessenen Hochzeitstage, keine »Backen mit 3 Zutaten«-Tutorials und keine Portale, auf denen alle elf Minuten einer auf ein gefaktes Profilbild hereinfällt. Diese Menschen *sind* einfach. Also in dem Zustand, in den wir uns mit Aromarollern, Eso-Musik und Wellnessarrangements – die einen Gegenwert von, nun ja, ziemlich großen Zahlen haben – hineinbeamen wollen. Und wenn das Leben ihnen Avocados gibt, dann beißen sie einfach rein.

Ich vermute, in mir steckt auch ein wenig Pirahã-Blut. Wenn mich jemand fragt, wie lange ich schon verheiratet bin, sage ich sowieso meist immer: »Ziemlich lange.« Reife Leistung, wo doch in Deutschland die Scheidungsquote bei 35,79 Prozent liegt.[2] Warum diese Zahl so hoch ist? Vielleicht haben viele Menschen einfach jahrzehntelang die Alarmzeichen in ihrer zerrütteten Beziehung missachtet. Gut, der andere hat zwar öfter mal gesagt »Schatz, ich muss mal mit dir reden«, aber wer hört das schon? Das nächste Mal, wenn's dringlich ist, also bitte am Frühstückstisch posaunen: »Ingo! Das sind die 7 Dinge, die mich an dir schon immer genervt haben! Erstens: Du lässt dich gehen. Fünftens: Ich konnte es noch nie ertragen, wie du deine Avocado auslöffelst.«

---

2 https://de.statista.com/statistik/daten/studie/76211/umfrage/scheidungsquote-von-1960-bis-2008/

Fazit: Buchstaben sind einfach ehrlicher als Zahlen. Wenn wir im Möbelhaus eine durchgestrichene 999 sehen und darunter eine 299, dann wissen wir doch alle: Dieses Teil hat NIEMALS 999 Euro gekostet. Unzählige wunderbare Freundschaften sind schon kaputtgegangen, weil man sich einen Netflix-Account geteilt und dem anderen getextet hat: »Du schuldest mir noch 8 Euro für 3 Monate!«.

Könnte sich einer Schlemihl, den dubiosen Buchstaben-Dealer aus der Sesamstraße vorstellen, wie dieser ruft: »Hey duuuu!« – »Wer, ich?« – »Genaauuu!« »Willst du eine 8 kaufen?« Eben. Und zu welchem Kleinkind sagt man: »Na, sollen wir mal eine schöööne Zahlensuppe essen?« Die schönsten Dinge bestehen immer noch aus Lettern, die man nach Lust und Laune nehmen kann, um daraus Schönes, Praktisches oder Poetisches zu kneten.

Vielleicht könnte man die Welt ein kleines bisschen besser machen, wenn unter einer Geschäftsbilanz stehen dürfte: »Wir haben dieses Jahr ein paar Einheiten Interdental-Zahnbürsten weniger verkauft als im letzten Jahr. Aber das Team ist das beste, das wir je hatten, und die Weihnachtsfeier war mega!« Wenn am Morgen die Waage im Badezimmer den Text anzeigen würde: »Bisschen viel Schokopudding gestern, was? Scheiß drauf, die Sonne scheint!« Und man könnte sich eine Menge Enttäuschungen ersparen, wenn man Geschenke grundsätzlich nicht nach dem darauf vermerkten Preis auswählt, sondern immer nur danach, ob irgendwo auf der Packung ganz unscheinbar und klein der wunderbar wohlklingende Satz draufsteht: »Batterien im Lieferumfang enthalten.«

Anti-Stress-Übung #3

Wenn Sie Lampenfieber haben, stellen Sie sich doch einfach vor, dass die anderen Leute AUCH nackt sind.

My Home Is My Office: E-Mails im Wäschekorb

Die Geschichte des Heimarbeitsplatzes ist eine Geschichte voller Missverständnisse. Kein Chef in Sichtweite, keine vorgeschriebenen Arbeitszeiten und das Büro im eigenen Haus – für viele Pendler und Gegenübersitzer von Eiersalat-Elke, Kettenraucher-Kalle und »Deo wird überbewertet«-Detlef klingt das wie eine Oase der Erholung.

Ist es auch. Wirklich. Man ist ja sein eigener Boss, muss nicht ständig das Bananenbrot zum Einstand und zwei Tage später die Brownies zum Ausstand von Shirley-Susannah probieren.

Eine Studie der DAK hat sogar herausgefunden, dass Homeoffice happy macht: hohe Arbeitszufriedenheit, erfreuliche Work-Life-Balance, gute Produktivität.[3] Das ergab offenbar eine Umfrage unter »Ich habe coronabedingt mal zwei Wochen zu Hause gearbeitet und weiß, wovon ich spreche«-Probanden.

Ich als Heimarbeits-Veteranin möchte da entschieden widersprechen. Das ständige Zuhausesein hat nämlich leider einen großen Nachteil: Man ist ständig zu Hause. Da nützen auch die wohlgemeinten Tipps nix, die Kran-

---

3   https://www.dak.de/dak/gesundheit/gesundheitsreport-2020-stress-in-der-modernen-arbeitswelt-2365966.html#/

kenkassen, Lifestyle-Blogger und Möbelhäuser seit der Covid-19-Pandemie mantramäßig vorbeten. Man brauche sich nur daran zu halten, so der Tenor, und das Knechten in der kleinen Kemenate wird zur entspannendsten Erfahrung seit der Erfindung des WC-Duftsteins. Ich habe mir mal erlaubt, die gängigsten Ratschläge auf ihren tatsächlichen Nutzen zu überprüfen:

Morgenroutine schaffen
Ja, das ist wichtig! Was gibt es Schöneres, als mit Milchkaffee und duftendem Croissant in den Tag zu starten? Leider habe ich beides selten im Haus. Stattdessen stopfe ich mir einfach eine Stange *Pocket Coffees* in den Rachen und werfe ein paar *Tic Tacs* hinterher, weil ich schon wieder vergessen habe, welche Zahnbürste mir gehört.

Sich wie für einen normalen Bürotag zurechtmachen
Das macht Sinn. Ich würde mich zum Beispiel nie im ollen Jogginganzug an den Rechner setzen. Viel zu aufwendig. Es ist viel effizienter, den Pyjama einfach anzubehalten.

Vor der Arbeit die wichtigsten Dinge im Haus erledigen
Das ist nötig, um nachher den Kopf frei zu haben: Also schnell die *Vitamalz*-Flaschen unter der Couch einsammeln und noch feucht durchwischen. Dabei versuchen, einen Herzinfarkt zu vermeiden, weil die *dm*-Wischaufsätze nicht auf den Klappwischer von *Rossmann* draufpassen. Dann im Vorbeigehen schwungvoll ein Küchentuch über die meterhohen Drecksgeschirrstapel in der Spüle werfen.

Feste Arbeitszeiten einhalten

Spätestens um neun Uhr sitze ich am Schreibtisch. Es sei denn, in den Nachbargärten läuft gerade wieder der Loudest-Laubbläser-of-the-Universe-Contest (5 von 7 Tagen), die Katze liegt totaaaal süüüß eingemummelt auf dem Schreibtischstuhl, sodass man sie unmöglich dort hinunterwerfen kann (6 von 7 Tagen), oder man geht morgens noch mal schnell eine Runde Walken, um Kreislauf und Stoffwechsel zu stärken und zu verhindern, dass das Kinn auf der Brust festwächst (1 mal im Jahr).

Eine angenehme Arbeitsatmosphäre schaffen

Da gibt's ja einiges: Zimmerspringbrunnen mit LED-Beleuchtung, ergonomische, wirbelsäulenschonende Drehstühle oder auch Türschilder mit der Aufschrift: »DANGER! KEEP OUT! NO TRESPASSING BEYOND THIS POINT!« Ich bin aber eher für motivierende Musikuntermalung, zum Beispiel *Bloodflowers* von The Cure. Das Wichtigste ist für mich jedoch ein aufgeräumter Schreibtisch. So kann ich klare Gedanken fassen. Leider kreisen diese sehr oft um die restlos vollgestopften Schreibtischschubladen.

Sich einen Plan für den Tag machen

Unverzichtbar. Meiner beginnt immer mit der Überschrift »To-do heute«, die ich in feinster Handlettering-Manier auf ein blütenverziertes Stück Schmuckpapier schreibe. Das dauert meist bis in den frühen Nachmittag, aber was soll's, Rituale sind wichtig, sie geben Struktur und Sicherheit.

Sich einen Plan für die Woche machen

Macht Sinn. Nichts ruiniert einen Freitag mehr als die Erkenntnis: Es ist Dienstag.

Für frische Luft sorgen

Oh ja, frische Luftzufuhr ist unabdingbar. Vor allem, wenn man neben dem Schreibtisch noch drei Meter Apfelringe für das Erntedankfest der Klasse 5c trocknet. Aber glauben Sie mir, nichts ist sooo wichtig, als dass Sie riskieren wollen, von Ihrem Nachbarn beim Small Talk darauf angesprochen zu werden, dass das Manuskript für den erotischen Roman, das neulich als Loseblattsammlung bei ihnen in der Birke hing, im Mittelteil deutliche Schwächen hat.

Zeit für die Mittagspause nehmen

Muss sein. Eine ausgewogene Mahlzeit gehört selbstverständlich dazu. Zum Beispiel exakt 500 Gramm Nachos mit Tex-Mex-Sauce. Dann mache ich meinen Kindern die Hausaufgaben. Das ist falsch, erleichtert das Leben aber ungemein.

Zwischendurch Lockerungsübungen für den Nacken machen

Das sollte man beherzigen, denn allzu oft ist die einzige regelmäßige Bewegung des Heimarbeiters ja der Gedankensprung. Auf der Suche nach 10-Minuten-Workouts für Vielsitzer kommt man leider unweigerlich an 247 anderen Videos vorbei, die zum Klicken verführen: David Bowie in der Harald–Schmidt-Show. Best of Sketchup. Was, *Fade To Grey* ist schon 40 Jahre alt? No way! Okay,

Zeit für einen kleinen No-Poo-Erfahrungsbericht haben wir auch noch: »Diese Frau hat acht Monate kein Shampoo benutzt« – 500.000 Klicks. Ich sollte auch mal so ein Tutorial drehen: »Diese Frau hat fünf Monate kein Sonnenlicht mehr gesehen.« Kommt direkt auf meine To-do-Liste, sobald die Überschrift fertig ausgemalt ist.

Klare Arbeitszeiten kommunizieren
Montag von 10.00 bis 11.15 Uhr, an ungeraden Dienstagen 15.00 bis 16.30 Uhr; Anrufe vor 9.30 Uhr werden strafrechtlich verfolgt.

Regelmäßig vom Stuhl aufstehen
Soll das ein Witz sein? Wer straßenbekannter Heimwerker ist, der wird immer genau dann, wenn es gerade mal richtig fluppt, von einem penetranten ÖÖÖÖÖT aufgeschreckt. So hört sich unsere Klingel an, wenn der Paketbote alle Knöpfe gleichzeitig drückt, weil er hofft, dass er den Idioten persönlich zu fassen kriegt, der 18 Kilogramm Kopierpapier per DHL schicken lässt. Meistens bin ich das. Da heißt es: schnell reagieren. Soll ich auf die Gefahr hin zur Tür gehen, dass er schon wieder weg ist, weil ich nicht nach zwei Sekunden aufgemacht habe? Dann käme ich womöglich wieder auf die Idee, dem Lieferwagen ein Stück nachzurennen und dabei zu vergessen, dass ich noch einen Sesamstraßen-Flanell-Shorty trage. Meistens bin ich dann zu spät und finde im Briefkasten einen Zettel mit der Aufschrift »bschmischawissn«. Das heißt so viel wie: »Kannste dir ab Montag in der Filiale abholen, du faule Sau!« Nach so vielen Jahren haben wir da eben so unsere Geheimcodes. Wenn ich eine rote Fahne aus dem

Fenster hänge, heißt das übrigens: »Sie können gerne was für alle zwölf Nachbarn abgeben, die dann ab 16 Uhr alle fünf Minuten hier klingeln und ihre Pakete abholen. Würden Sie dann auf dem Weg für mich auch noch bei *REWE* ein Pfund Möhren mitbringen? Sie kommen doch auf dem Rückweg sowieso dort vorbei?!«

Nicht ablenken lassen

Wenn möglich, sollte man eine der drei ständig im Hintergrund laufenden Geräuschquellen (Fernseher, Musik, Hundeschule für verhaltensauffällige Tiere) zwischendurch mal auf Snooze stellen. Und auch wenn's schwerfällt: Wenn Menschen, die man selbst ausgetragen hat, einem liebevoll dekorierte Pumpernickel-Häppchen und zu Zootieren ausgestanzte Apfelstückchen bringen, dann ist das hier nicht die richtige Reaktion:

»Siehst du denn nicht, dass ich arbeite? AR-BEI-TE, verdammt noch mal! Bloß weil ich den ganzen Tag zu Hause bin, ist mein Job nicht weniger wert als der von Papa, verstehst du! Und wenn du weiterhin Reiten, Tanzen und Disney-Channel willst, dann lässt du mich EINMAL eine HALBE Stunde konzentriert was schaffen, verstanden?«

Ein einfaches »Danke, stelle es neben die Auberginen-Couscous-Schiffchen« ist da eindeutig die bessere Option.

Plattformen nutzen, die das gemeinsame Arbeiten erleichtern

Zum Beispiel *Zoom*, wo man die ganze Zeit damit beschäftigt ist, die Buchrücken in den Wandregalen der Kollegen zu studieren. Oder *Asana*, wo man alle noch nicht erledigten Jobs samt Deadline auf einem Haufen sieht und mit allen Beteiligten kommunizieren kann. Zur Sicherheit bekommt man dann immer noch eine E-Mail: »Du hast gerade auf *Asana* eine Nachricht mit dem Text: Wo ist der Anhang, ich flippe hier gleich aus! geschickt. Nochmals zu lesen, was man selbst eben geschrieben hat, ist eine unglaubliche Zeitersparnis. So wie die Nachricht per WhatsApp zwei Tage später von Katrin: »Bin jetzt nur noch bei Monday.com. Bitte alle Nachrichten der letzten 4 Wochen noch mal schicken.«

Strukturiert vorgehen

Unbedingt empfehlenswert. Ich erledige immer erst die unangenehmen Dinge. E-Mails beantworten, die schon so weit nach unten gerutscht sind, dass man sich noch erinnern kann, wie man sie mit dem Modem lautstark piepend abgerufen hat. Oder eine Liste machen, welche Leute man heute keinesfalls zurückrufen will. Außerdem habe ich gelernt, Wichtiges von Unwichtigem zu trennen. Und wenn Katrin vom Projektteam anruft, sage ich nur: »Die Diskette mit dem Text habe ich dir 1997 geschickt. Check doch noch mal deinen Posteingang.«

Für ausreichende soziale Kontakte sorgen

Das sollte man nicht unterschätzen. Wie herzerwärmend ist es doch, wenn die Nachbarin nur kurz den Kuchenteller wieder zurückbringen will und dann nach dreieinhalb Stunden auf der Hollywoodschaukel unter Tränen winselt: »Meine Ehe ist kaputt, kann ich bei euch einziehen?«

Kleine Motivationsübungen einbauen

Einfach und wirksam: Man kann sich zum Beispiel für jedes abgehakte Ziel ein Stückchen Schokolade oder einen schönen Tee gönnen. Oder sich in Schnörkelschrift Sinnsprüche auf Post-it-Zettel schreiben: »Wer all seine Ziele erreicht hat, hat seine Ziele einfach zu niedrig gewählt« oder »Morgen ist auch noch ein Tag. Die Frage ist nur, welcher?« Statt ständig *Nervenruh forte* einzuwerfen, kann man auch einen Stickrahmen zur Hand nehmen und auf einen alten Baumwolllappen einstechen. Zum Beispiel die alte Volksweisheit: »Zuhause ist kein Ort, Zuhause ist ein Gefühl. Und zwar ein verdammt beschissenes.«

Fazit: Das Homeoffice ist perfekt für alle, die gut im Multitasking sind. Hier kann man gleichzeitig unproduktiv sein und keine Zeit für den Haushalt haben.

Neidisch auf Zuhause-Arbeiter? Dann richten Sie sich Ihren Arbeitsplatz in der Firma doch einfach schön »homig« ein. Das geht ganz einfach:

📖 Kleben Sie sich an Türen, Lampen und Spiegel große Zettel mit der Aufschrift: »Ich lege mich NICHT noch mal hin!«

📖 Unterlegen Sie Ihre Arbeit einfach mit dem knatternden Geräusch einer in die Jahre gekommenen Waschmaschine.

📖 Stellen Sie zwei bis drei beliebige Kinder an sämtliche Ecken Ihrer Workstation, die dann gleichzeitig schreien: »Wann gibt's Essen?«, »Ich will auch ein Eis, das ist sonst ungerecht!« und »Ich war das nicht, das war schon so!«

- ⌨ Essen Sie Ihr Müsli mit dem Textmarker und korrigieren Sie Manuskripte mit Eisstielen.

- ⌨ Fahren Sie um 11.15 Uhr zur nächsten Grundschule und holen Sie ein weinendes Kind ab, dem ein Mitschüler beim Völkerball die Brille zerdeppert hat (ist gerade kein Kind zur Hand, können Sie auch einfach einen auf der Seite aufgeritzten Sack Blumenerde einladen).

- ⌨ Sagen Sie beim Mittagessen zu Ihrer Familie: »Okay, Mann, Kind 1, Kind 2 – alle da? Ah, Opa muss noch auf ›Ton an‹ drücken.«

- ⌨ Leihen Sie sich von sich selbst einen Kompaktlocher aus und sagen Sie dabei: »Wiedersehen macht Freude!«

Vom Anlageberater zum Zahnarzt (m/w/d): Erkennen Sie Ihr Stresslevel ganz einfach an typischen Sätzen

	Tiefenentspannt	Leicht gestresst	Kurz vor Kinski
Lehrer	Guten Morgen, liebe Klasse, lasst uns gemeinsam den Tag umarmen und niveaudifferenzierendes Lernen gemeinsam gestalten!	Ihr seid doch die 10 b, oder?	Wer von euch kann mir sagen, wann Groucho Marx »Das Kapital« geschrieben hat und wo es liegt?
Zahnarzt	So, dann zeigen Sie mal schööön die Beißerchen! Keine Angst, wir sind ja nicht in Transsylvanien!	Nicht vergessen, wer *aaaah* sagt, muss nicht *bäääh* sagen!	Jetzt halt die Fresse stille oder ich klemm dir'n Besenstiel dazwischen, du Jammerlappen!
Politesse	Aber klar, so ein absolutes Halteverbot kann man doch schon mal übersehen.	Welchen Teil im Wort »Privat!« verstehen Sie nicht nicht?	Beweg deine Zuhälterkarre da wech oder mein Hornhautraspler streichelt gaaanz langsam deine Sonderlackierung!

	Tiefen-entspannt	Leicht gestresst	Kurz vor Kinski
Verkäufer	Wir führen dieses Produkt sicher in mannigfaltigen Farb- und Mustervariationen.	Muss ich mal im Lager gucken.	Nur das, was da ist.
Kellner	Sehr gerne bringe ich Ihnen die Kohlrabi-Gnocchi an Schmorböhnchenbouqet.	Eine gute Wahl! Muss eh weg.	Kann ich bringen, schmeckt aber nicht.
Schön-heits-chirurg	Na, bei Ihrer Figur müssen wir allenfalls ganz kleine Korrekturen vornehmen.	Ja, natürlich kann man da noch was machen. Wird aber ganz schön teuer.	Schwester Karin, samma, hatten wir nicht neulich bei *OBI* diesen Holzspalter geholt?
Erzieherin	Dyson, du Lieber, das hast du deinem Alter entsprechend wirklich vorbildlich gemacht!	Dyson, du, ich sehe da noch ein Fünkchen Verbesserungspotenzial.	Dyson, warum gehst du nicht mit den anderen Staubsaugern ein bisschen spielen?

	Tiefen-entspannt	**Leicht gestresst**	**Kurz vor Kinski**
Paket-fahrer	Guten Tag, hier, ein Paket für Sie!	Hierbitte-eimaunner-schreim	Ist da ein Kontrabass drin oder Ihre Ex-Frau?
Spar-kassen-berater	Es wäre wirklich wünschenswert, wenn Sie dem-nächst ein paar Zahlungsein-gänge hätten.	Arbeiten iss auch nicht so Ihrs, oder?	Vielleicht könnten Sie Ihre Sollzinsen hier abarbeiten. Für den Tag der offenen Tür fehlt uns noch ein Spar-schweinchen als Walk-Act.
Autover-käufer	Dieses innova-tive Sondermo-dell erfüllt auch allerhöchste Fahransprüche und bietet Ihnen luxuriöse Sicher-heitsinnovatio-nen.	Bedienkom-was?	Der hat Kupp-lung, Bremse, Gas. Was wol-len Sie noch?
Flugbe-gleiter	Tea or Coffee, Tee oder Kaffee, thé ou café?	Tea or Coffee?	Tomatensaft iss nicht, aber auf unsrem Sky Channel läuft »Das deutsche Kettensägen-massaker«.

	Tiefen-entspannt	Leicht gestresst	Kurz vor Kinski
Yoga-Lehrer	Lasse die Gedanken vorbeiziehen, aber bewerte sie nicht.	Raus mit dem Schädelballast, aber zack, zack!	Sie können auch einfach kurz vor die Tür gehen und mit Ihrem Schlüssel einen Audi A8 seitlich aufkratzen.
Berufs-berater	Nun ja, das ist ja schon mal ein vielseitiges Interessensgebiet, das viel Gestaltungsspielraum bietet.	Können Sie überhaupt IRGEND-WAS?	Unterschreiben Sie hier, oder sagen wir mal ... ich kreuze an, dass Sie da waren.
Irgend-ein Beruf im Home-office, meist von Frauen parallel zum Home-schooling ausge-führt	Nein, Leonie-Schätzchen, ich bin noch nicht ganz fertig.	Es dauert noch einen kurzen Moment, Kind. Lies doch was, zum Beispiel »Conni kann sich zu Hause schon super alleine beschäftigen.«	Ja klar kann ich deine Aufgaben nachgucken. Kannst du währenddessen solange die Wäsche aufhängen, die Fenster putzen und die Schuldeneintreiber vor der Tür mit etwas rohem Fleisch ablenken?

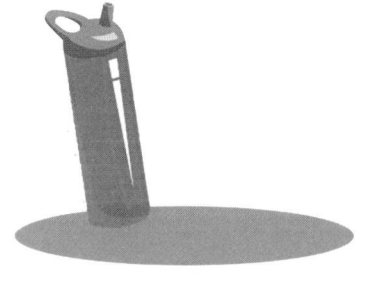

Die Lehre von der Leere: Sockenfalten für Sinnsucher

Der 1. Juli ist bei mir jedes Jahr Stichtag. Wenn dann die Kiste mit der Weihnachtsdeko immer noch im Flur steht (und das tut sie meistens), befinde ich, dass es sich jetzt auch nicht mehr lohnt, sie wegzuräumen. Kurz, ich bin nicht der ordentlichste Mensch auf diesem Planeten. Daher war ich besonders stolz, mir vergangene Woche mal einen ganzen Tag für den Frühjahrsputz freigeräumt zu haben. Mit allem Zipp und Zapp: Vorbildlich bereitgestellter Multifunktionsputzkorb, erprobte Aufräummucke (*Apply Some Pressure* hat den richtigen Fensterputz-Beat!) und bequemes Damit-komm-ich-bis-in-die-letzten-Ecken-Homewear-Outfit. Der Erfolg stellte sich relativ bald ein. Sofort habe ich eine lang vermisste *Schöner Wohnen* unter der Couch gefunden, die ich noch nicht gelesen hatte und mit der ich es mir daher auf der Stelle, um nicht zu sagen auf dem Sofa, gemütlich machen musste.

»Sind Sie ein ordentlicher Typ?«, fragte mich darin ein Psycho-Test. Hm. Ich will mal so sagen: Wenn jemand in meinem Wohnzimmer steht und dringend eine 50-Peseten-Münze bräuchte … oder wissen will, wie die Single von *YMCA* aussah … oder Appetit auf ein paar echte *Treets* hätte … unten rechts im Wandschrank könnte ihm sicher geholfen werden.

So kam das Testergebnis für mich nicht überraschend. Aber ich bin ja stets gewillt, an mir zu arbeiten, also klappte ich mein Notebook auf und fuhr mir verschiedene Aufräum-Hacks rein. Und davon gibt es SEHR viele. Da hätten wir zunächst mal das Einsteiger-Modell: Yvonne Willicks, die Putzmittelikone irgendwo zwischen Doris Day und einem *Vileda*-Klappwischer, die den Hausfrauenreport wieder salonfähig gemacht hat. Sie ist der Star in Blockbustern wie »Meine besten Haushaltstipps für die Weihnachtszeit«. Mit der professionellen Begeisterung einer Frau, die ihre Bestimmung gefunden hat, referiert sie im großen Haushalts-Check im *WDR* über Fragen, die offenbar vielen auf den Nägeln brennen: »Wie räume ich meinen Kühlschrank ein?« (Bier auf Wein, das lass sein?), »Wie kriege ich die Fettflecken aus der Küche?« (die *Chips* lieber im Bett essen?) oder »Wie finde ich meine Lieblingspfanne?« (ganz hinten unter der Spüle?). Wahrscheinlich hat sie jetzt schon Angebote aus Hollywood für die Hauptrolle im nächsten Spielberg-Mega-Burner »Die Saugroboter greifen an« oder »The Return Of The German Sauberfrau«. Kurz, Meisterin Proper machte mir nicht so recht Lust aufs Großreinemachen. Für die ultimative Cleaning Experience musste ich wohl über den Tellerrand schauen – und wurde schnell auf dem YouTube-Kanal *Heal Your Living* fündig. Hier zeigte mir eine in weißes Leinen gehüllte Extrem-Minimalistin mit samtweicher Stimme, wie sie auch in einem Werbespot für ultraweiches Klopapier eingesetzt wird, mit welch simplem Trick man erst gar nicht putzen muss: Man besitzt einfach erst gar nichts, was man abstauben müsste. So einfach ist das! Der Tagesablauf der Dame in ihrer spartanisch eingerichteten Yuppie-Suite lässt sich ungefähr folgendermaßen zusammenfassen: achtsam aufstehen aus der Hängematte, Zitronenwasser schlürfen, Meditieren mithilfe der App auf dem korkumwölbten Handy, Selleriesaft zur Leberentgiftung trinken, vorsichtig eins der insgesamt 15 vorhandenen Kleidungsstücke waschen, tranceartig mit dem Bambus-Kehrbesen die möbelfreie Wohnung fegen und als Highlight des Tages einen bewusst wahrgenommenen Spaziergang zum *community garden* machen, um sich eine Handvoll Kräuter für selbstgerollte Räucherbündel zu pflücken.

Bei diesem Lebenswandel fragte ich mich unweigerlich: Womit die wohl ihr Geld verdient? Und dann wurde mir klar: Natürlich, sie vermarktet ihren Lifestyle! Woran erinnert mich das nur? An stets mit dem neuesten It-Piece behangene Influencer, die ebenfalls davon leben, von ihrem Nichtstun zu berichten. Und Bingo! Irgendwann erzählt auch Frau Mini-Me ganz nebenbei von ihrer »Shopaholic Past«, die sie komplett überwunden habe, seit sie als Super-Simplizistin lebt. Dachte ich's mir doch! Beide Welten liegen anscheinend eng zusammen. Es sind die gleichen »WOW«- und »How inspiring!«-Kommentare, die auch unter Shopping Hauls stehen, wenn eine Berufs-Beeinflusserin ihr neues *Zara*-Schnäppchen vor der Schrankwand vorführt. Und auch, wenn sie nur einen Papiersitzhocker und ein paar Barfußschuhe besitzt, so werden diese Dinge noch mit *Amazon* verlinkt. Dort wird ja bekanntlich auch sehr nachhaltig und achtsam gearbeitet – Gerüchten nach verbeugt man sich hier rituell vor jeder Retoure, bevor sie eingestampft wird.

Klar, für die Umwelt ist *Clean* besser als *Cluttered*.

Aber muss jemand, der total in sich selbst ruht, täglich seine Community daran teilhaben lassen, wie er seine Brennnessel-Teeblätter aufgießt? Oder im Healthfood-Café sitzen und seine Follower über seine Lieblings-Apps informieren, mit denen man seine Tagestrinkwassermenge bestimmen und seine Gefühlswelt ordnen kann – frei nach dem Motto: »Schaut alle her, wie krass reduziert ich drauf bin?!« Ist es nicht der Wechsel von einem Extrem ins andere: »Früher war ich adipös, aber Bulimie ist viel geiler!«?

Ob so eine Miss Minimalismus sich außer mit ihrer Netzgefolgschaft und den spirituellen Gelehrten auf ihrer Lieblings-App auch mit echten Menschen austauscht? Und wie sähe das aus?

»Hallo, wie geht's?«

»Oh, Moment, da muss ich mal in mein Daily Journal gucken… Ah, heute empfinde ich eine tiefe Dankbarkeit, dass ich Teil dieses Planeten sein darf, und mein Energy-Diagramm zeigt mir heute drei von fünf Wassertropfen.«

Wie besorgt sie sich ihre Nahrung?

»Hallo, liebe Community. Ich habe noch eine schon etwas ältere Avocado in meiner Bambus-Bowl auf der Fensterbank. Doch meine Farbmeditation verbietet mir heute alles Grüne. Mag sie im Umkreis von 800 Kilometern jemand eintauschen gegen eine Kelle geschrotete Gerste und mir auf dem Weg noch eine Handvoll Rauke mitbringen? Ich fühle mich heute so sicher und geborgen in meiner Hängematte, dass ich das Haus nicht verlassen mag. Außerdem klemmt der Fahrstuhl.«?

Und wie besucht sie ihre Freunde?

»Hallo Shawania, hei Ingrid-Luna, ich wollte mal wieder bei euch vorbeischauen. Statt sinnloser unökologischer Mitbringsel habe ich ein anderes Gastgeschenk für euch: Meine Zeit! Ich werde ab jetzt vier Wochen bei euch wohnen, damit ich endlich auch mal ein Vollbad nehmen und Plasma-TV gucken kann. Und wenn ihr bei der Gelegenheit mal diesen Schlüpper bei 90 °C…?«

Irgendwann machte mich die stets gleichtemperierte Stimme der Mini-Madame, die stets entrückt auf ihr korkummanteltes Smartphone starrte, total aggro, und ich musste mir was anderes anschauen. Eigentlich war ich auf der Suche nach meinem Lieblings-Runterkomm-Video, in dem italienische Pasta-Grannies Berge von selbstgedrehten Öhrchennudeln auf riesigen Bettlaken in der Sonne trocknen.

Dann wurde mir aber aufgrund meiner Präferenzen eine weitere Entrümpelungs-Else vorgeschlagen: Marie Kondo. Jene japanische Aufräumkönigin, die laut *Time Magazine* zu den 100 einflussreichsten Menschen der Welt zählt. Nachdem die »Magische Kohlsuppe« ja schon seit ein paar Jahren out ist, schwören auf einmal alle auf ihr *Magic Cleaning*. Das ist im Prinzip der gleiche Nepp, nur dass man dabei nicht seinen Körper, sondern seinen Hausstand einer Radikal-Diät unterzieht.

In der *Netflix*-Soap »Aufräumen mit Marie Kondo« werden Familien, die vielleicht vom letzten Umzug noch eine Kiste im Flur stehen haben und einen Schrank mit mehr als drei Büchern besitzen und deswegen am Boden zerstört sind, mit einem Besuch der Meisterin des Ausmistens beglückt. Und diese Erfahrung ist, wie fast alles in den USA, natürlich *life-changing*.

Auffällig ist, dass es allesamt moderate Messies sind, die hier gezeigt werden. Man merkt quasi, wie die Set-Requisiteurin schnell noch ein paar Decken scheinbar achtlos über die Couch und ein paar Schuhe im Wohnzimmer verstreut hat, um die Protagonisten noch einen Tick chaotischer aussehen zu lassen, bevor die zierliche Zugehfrau zeremoniell Einzug hält. Diese spricht Japanisch und lässt sich von einer mitgebrachten Übersetzerin dolmetschen, was sie wohl noch magischer und mysteriöser erscheinen lassen soll.

Dann werden Schränke und Schubladen entleert, um die Hälfte reduziert und wieder eingeräumt, während Frau Kondo wie ein Tamagotchi auf und ab hüpft und verzückt »Ich liiiiebe Unordnung« quietscht. Man nimmt es ihr in dem Maße ab, wie man Andrea Berg ein »Mein neues Gesicht? Ich mache jeden Tag eine Gurkenmaske!« glauben würde. Aber für acht Millionen Dollar – so schwer ist ihr Unternehmen inzwischen – kann man ja mal ein paar Fake-Freudensprünge machen, wenn die Butze der Flodders endlich wieder so entkernt ist, dass sie Platz für jede Menge neues Zeug hat. Zum Beispiel die *Sasawashi*-Raumslipper für 67 Dollar aus dem Kondo-Online-Store, in denen man sicher beim Lautlos-durch-den-Raum-Schweben noch ehrfürchtig die ein oder andere Wollmaus wegwischen kann.

Unterm Strich herrscht auch beim achtsamen Aufräumen der gleiche kuriose Kontrast wie auf dem Lebensheilungskanal: Das Ausmisten soll die gleichen Endorphine freisetzen wie einst das Anschaffen. Wir taumeln von einem Extrem ins andere, und zwar in allen Bereichen. So können wir nicht etwa einfach in eine kleinere Wohnung ziehen. Nein, es muss ein Tiny House sein, in dem man sein Hab und Gut in einer Streichholzschachtel hinter der Camping-Spüle verstaut. Wir können nicht einfach früher schlafen gehen, wir müssen in der Baum-Position im recycelten Yoga-Pyjama noch einmal dem Tag nachspüren.

Und für all das brauchen wir unseren *own personal Guru*. Wenn wir was kaufen, dann nicht ohne persönlichen Shoppingberater. Wenn wir nichts kaufen, brauchen wir einen zertifizierten Wegschmeiß-Coach. Offenbar ist es das Gesündeste, mental irgendwo in der Mitte herumzudümpeln, aber wer sollte uns zu einem derartig unprofitablen Geschäft anleiten wollen?

Manchmal weiß ich nicht, was mich mehr aufregt: Die Shoppingsüchtigen, die mit 20 Luxus-Kartonagen über die Königsallee respektive mit 30 *Primark*-Tüten durch die Shopping Malls rennen, oder die Minimalisten: Erreicht man wirklich spirituelle Vollkommenheit, wenn man keine Stühle besitzt? Und ist man Minimalist oder Shopaholic, wenn man wie ein Irrer Aufbewahrungsboxen hortet?

Über diesen Überlegungen nickte ich mitten am Tag ein und sollte erst am nächsten Morgen wieder aufwachen. Denn ich wurde von einem fiesen Albtraum gequält, gegen den *A Nightmare On Elm Street* wie ein *Yoguretten*-Werbespot wirkt: Die Leibhaftige hat mich heimgesucht! Hier das Horror-Szenario in seiner ganzen Entsetzlichkeit:

Marie Kondo steht vor meiner Haustür. Sie und ihr Team sind allesamt so zierlich, dass sie komplett auf meiner Fußmatte Platz finden. Auf der steht übrigens der Spruch »Herzlich willkommen wäre übertrieben« – nie zuvor hatte er so gut gepasst!

Wie einst die marschierende Putzkommandantin aus der Werbung für *Der General* verschafft sie sich resolut Zugang zu meinen vier Wänden. Nur dass sie nicht ungefragt die Küche wienert und sagt: »Denn nur was richtig sauber ist, kann richtig glääänzen«, sondern »hojijohhomao«. Es heißt wohl so was wie: »Hallo, ich bin gekommen, um deine innere und äußere Müllhalde aufzuräumen.«

»Na, dann mal viel Spaß…«, sage ich, während die Mannschaft schon beim Reinkommen über Kisten stolpert, auf denen steht »Handtaschen, mittelgroße« und »*Musikexpress* bis 1998«.

»Ja, da staunt ihr, was? Vorbildlich beschriftet«, triumphiere ich. Aber Tidy Mary lässt sich nicht beeindrucken. Sie hat sofort das Bastkörbchen auf der Kommode entdeckt, in dem sich in inniger Freundschaft allerlei Dinge ineinander verhakt haben:

Ersatzknöpfe, Kosmetikpröbchen, Gartentorschlüssel, Brillenputztücher, Hustenbonbons, Kulis und diverse noch auf ihren Akkustand zu überprüfende Batterien.

»Jamohohai-hajaja«, sagt sie, und noch bevor die Übersetzerin loslegt, weiß ich, dass es heißt: »Du hast zu viele Plörren.«

Ich widerspreche energisch, während sie sich schon den Weg über Waschkörbe und Bügelbretter ins Schlafzimmer bahnt. »Es gibt hier nichts zu sehen!«, will ich sie mit einem Megaphon vom Schauplatz weglocken, aber da hat sich ihr Team schon im Zimmer positioniert. Okay, ihr habt es so gewollt.

»Wo wollen wir anfangen?«, frage ich. »Siebzigerjahre-

Schlaghosen? Achtzigerjahre-Piratenblusen? Umstandsklei-
dung in der Erinnerungskiste?«

»Brauchst du das alles wirklich?«, schüttelt sie ungläubig
den Kopf, während ihre Augen die Regalwände abscannen
und an dem Babybauch-Pappmaché-Abdruck von 2003 hängen bleiben.

»Klar«, erkläre ich stolz, »dieses Original *Blondie*-Tour-Shirt
etwa könnte ich zum Beispiel noch zum Haarefärben tragen.
Müsste halt nur noch schnell 20 Kilo abnehmen.«

Dann entdeckt sie mein Sockengrab und erklärt mir ungefragt ihre patentierte *KonMari*-Methode: »Du musst Socken
nicht ineinanderstopfen, sondern paarweise so falten, dass
sie von selbst stehen.« Daraufhin zeige ich ihr meine patentierte *KonBodi*-Methode: »Du musst Socken einfach so lange
nicht waschen, bis sie ganz von selbst stehen.«

»Hihihi«, kichert sie, und ich bin mir sicher, da ist viel in
der Rückübersetzung meiner Erklärung verloren gegangen.

Dann gibt sie ihrem Team einen Wink, und alle trotten
folgsam in die Küche. Dort erklärt sie mir ihr Mini-Man-
tra: »Verbanne alles aus deinem Leben, was dein Herz nicht
glücklich macht.«

Sie öffnet die Schranktür, ignoriert dabei mein »NEIN!
BITTE! NICHT!« und wird zum Dank sofort unter einem Berg
bunter Tupperschüsseln begraben. Eine große weiße Bowle-
Bowl, die ich mal für fünf Euro auf einem Flohmarkt erstan-
den habe, landet auf ihrem Kopf wie die Eierschale von Ca-
limero.

»Erfreut sie dein Herz?«, fragt sie.

»Nein, aber sie ist sehr praktisch, wenn ich mal 35 Leute
zu Besuch habe, die allesamt vier Gläser Erdbeerbowle trinken wollen.«

»Und was ist das?«, fragt sie gestreng, während sie eine metallisch schimmernde Schüttschale aus der Ecke hervorkramt und sie routiniert angewidert so hält, dass der Kameramann, der zwischen den Altglas-Containern und Katzenfutter-Kisten kauert, das Teil optimal einfangen kann.

»Eine Thermosauciere von *Aldi*«, sage ich. »Ein Wunderwerk der Technik: Sie weiß von allein, ob sie die Sauce kalt oder warm halten soll. Ist das nicht der Wahnsinn?«

»Erfreut sie dein Herz?«

»Nein, aber wenn ich irgendwann mal Bratapfel mit warmer Vanillesauce servieren will und meine nachhaltige Glaskaraffe mit Zirbenverschluss gerade an den Waldorfschulverein verliehen habe …«

»Hast du sie schon mal benutzt?«, fährt sie streng dazwischen.

Ich schweige betreten.

»Weg damit!«, befiehlt sie und zückt einen großen schwarzen Müllsack. Ein Modell, in dem im *Tatort* Leichen in Waldstücke geschafft werden.

Sie spürt wohl meine negativen Vibes und versucht, mich zu beruhigen: »Auch bei mir herrscht manchmal Unordnung«, kichert sie, während sie Deckel, Schüsseln und Picknick-Geschirr auf magische Weise verschwinden lässt. Ich stelle mir vor, wie sie aus Versehen bei sich zu Hause den kleinen Teelöffel verkehrt herum in die Besteckschublade legt und das ihr minimalistisches Mindset komplett durcheinanderbringt.

Aber da ist sie schon mitsamt Gefolge energisch ins Wohnzimmer weitergezogen. Offenbar hat sie das Projekt »Küche« schon abgehakt. Und das soll die Hohepriesterin der Struktur sein? Mit Entsetzen beobachte ich, wie sie sich dort an meinem Allerheiligsten zu schaffen macht. Mit zwei behandschuhten Fingern flippt sie sich durch meine LP-Sammlung und zieht die Sex Pistols raus. »I Am An Anti-Christ?«, fragt sie vorwurfsvoll. Ich widerspreche nicht. Aber als sie *Never Mind The Bollocks* mitleidslos in den schwarzen Sack packen will, kriege ich schon wieder pulsierende Hitzeflecken am De-kolleté. Also geht sie gnädig zum nächsten Exemplar über: Gheorge Zamfir, *Traumland der Panflöte*. Okay, da gehen mir die Argumente aus …

Dann begibt sich die Aufräum-Amazone jedoch auf sehr dünnes Eis. Mit leicht angewidertem Blick hebt sie die aus-gefranste Plattenhülle *Kings Of The Wild Frontier* von Adam & The Ants hoch und hält sie mir fragend entgegen. Okay, das LP-Cover ist so kaputt wie die Karriere von Laura Müller. Aber jetzt ist Schluss mit ihrem gefühllosen »Die Guten ins Kröpfchen, die schlechten ins Töpfchen«-Sortierwahn!

»Jetzt hör mal zu, du Rümpelstilzchen«, komme ich in Fahrt. »Es mag sein, dass die Textzeilen ›Tritt nicht auf eine Ameise, sie hat dir nichts getan, vielleicht kommt mal der Tag, an dem sie DICH zertrampelt!‹ heute etwas bizarr er-scheinen – aber nie waren sie so wertvoll wie heute! Das hier ist ein verdammtes Stück Kulturgut, das ich nur über meine Leiche hergebe!«

Frau Kondo sagt nichts und zückt emotionslos den Müll-sack.

»MO-MENT!«, interveniere ich und lege die Plattennadel auf den Track *Killer In The Home*. Dann eile ich in die Küche, wo ich seit einer halben Stunde vorsorglich kochendes Salz-wasser in meiner Thermosauciere auf 100°C gehalten habe.

»DU sagst mir nicht, was mein Herz erfreut und was nicht!«, drohe ich ihr mit dem hoch über dem Haupt gehalte-nen silberglänzenden Pokal. »Bevor ich meine Bude in einen sterilen Showroom verwandle, in dem es außer einem Futon und einem Reisigbesen keine Gegenstände gibt, die mich von der immerwährenden Glückseligkeit abhalten, da ersticke ich lieber in einer randvollen XL-Bowleschüssel mit Obst, Wäscheklammern, USB-Sticks, Teppichmessern und verwaisten Einzelsocken!«

»Bitte, beruhigen Sie sich doch«, will der Beleuchter die Situation entschärfen. Aber nicht mit mir!

»Und überhaupt, was ist das für ein Scheiß-Prinzip«, schreie ich weiter, »alles rauswerfen, was nicht mein Herz erfreut? Was mache ich denn, wenn die Kinder am nächsten Tag einfach wieder aus dem Container vorm Haus rausklettern?«

Aber mir hört schon längst keiner mehr zu. Resigniert packt das TV-Team seine Sachen ein. Irgendjemand, von dem ich nicht weiß, ob es die Aufräum-Antichristin selbst ist oder die von der Maxi-Single *Japanese Boy* lächelnde Aneka, verbeugt sich mit gefalteten Händen diabolisch grinsend vor mir, und ich höre entfernt den Tonassistenten grummeln: »Die taugt höchstens noch für *Frauentausch* …!«

Das ist der Moment, in dem ich schweißgebadet aufwache. Meine Tochter steht neben der Couch und zupft unsanft an mir: »Maaaama, wo ist meine blaue Sweatjacke? Ich muss doch zur Schule!«

»Keine Ahnung, Schatz«, murmle ich schlaftrunken. »Wenn ich gestern nicht versucht hätte aufzuräumen, wüsste ich jetzt, wo ich suchen soll.«

Quiz: Sind Sie ein ordentlicher Typ?

Wie viele Kleidungsstücke besitzen Sie?

a) Zwei Garnituren. Eine trage ich am Körper, die andere ist währenddessen in der Reinigung, um keinen Platz zu fressen.

b) Meinen Sie jetzt nur im Schlafzimmer oder auch im Gästezimmer, in der Garage und im Self-Storage-Lager?

Können Sie sich leicht von Erinnerungsstücken trennen?

a) Ja, das Buch Magic Cleaning habe ich gerade entsorgt.

b) Nein. Ich habe jetzt noch Kisten mit Briefen, auf denen steht: »Rate mal, wer an dich denkt und der Post 50 Pfennig schenkt.«

Was machen Sie mit Büchern, nachdem Sie sie gelesen haben?

a) Ich bringe mein digitales Lesegerät nach jedem Buch, das ich gelesen habe, zur Stadtbücherei und spende es.

b) Wenn es gut war, lese ich es noch mal. Wenn es schlecht war, stelle ich es zu den anderen Romanen von Dan Brown.

Wie würden Sie Ihr Ordnungsprinzip beschreiben?

a) Der Bestellzettel der Bio-Lieferkiste liegt auf dem Korkteppich gleich neben der Soulbottle mit gesegnetem Quellwasser. Mehr brauche ich nicht.

b) Ich ordne alles in meterhoch gestapelte Kisten, die feinsäuberlich beschriftet sind, etwa »Sommer, aber erst noch 20 Kilo abnehmen«, »Schals reine Baumwolle mit

Paisleymuster ab 120 Zentimeter dunkelrot bis azurblau« oder »Caritas, aber vorher noch mal durchgucken«

Was ist Ihr Lieblingslied?

a) Empty Rooms (Gary Moore)

b) I Still Haven't Found What I'm Looking For (U2)

Was machen Sie mit Fehlkäufen?

a) Rituell über die Oberfläche streichen, mich bewusst von dem Gegenstand verabschieden, ihm für seine Dienste danken und dann bei dm durch den Laden brüllen: »Wo kann ich denn hier die Tena Pants umtauschen?«

b) Sofort zurückbringen in den Laden, Geld auszahlen lassen und dafür drei andere Teile shoppen, damit sich der Weg auch gelohnt hat.

Was ist Ihr Lieblingszitat?

a) Ordnung ist das halbe Leben. (Tante Waltraud)

b) Excuse the mess, but we *live* here! (Roseanne Barr)

Auflösung:

Haben Sie vermehrt a) angekreuzt?
Dann essen Sie Ihr Butterbrot mit Messer und Gabel und würden am liebsten Ihre Gästepantoffeln noch mit ins Grab nehmen.

Haben Sie vermehrt b) angekreuzt?
Dann ist Ihr Haus sauber genug, damit alle gesund sind. Und unordentlich genug, damit alle glücklich sind.

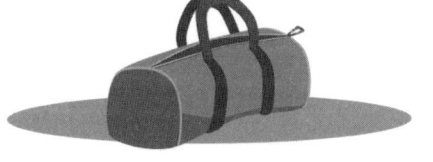

Pudding für die Seele: Glück ist keine Marmelade

»Ich glaube, der Sinn unseres Lebens ist, glücklich zu sein.« – So formulierte es einst Albert Hofmann, der Entdecker des LSD.

Ja, das waren noch Zeiten, die Happy-Hippie-Jahre! Da musste man sich zum Glücklichsein noch Pillen einwerfen, die einen drei Tage lang glauben ließen, man sei ein indischer Elefantengott, der auf einem Lavendelfeld mit Jimi Hendrix Samba tanzt. Heute ist das leichter. Man nimmt sich einfach im Supermarkt ein Glas Marmelade. Denn wo Glück draufsteht, muss ja auch Glück drin sein.

Wer zu blöd ist, sich einen Haferschleim selbst zu machen (so ziemlich das einfachste Gericht nach einem Butterbrot), greift nach einem Becher Porridge-Glück von *Heiße Tasse*. Eine Notfall-Konserve *Nudelglück* hat sicher jeder im Haus. Und wer besonders lang Vorfreude auf sein Essen verspüren möchte, der geht einfach zu *Hans im Glück*.

Glück – kein Wort ist derzeit so abgedroschen. Außer vielleicht »Narrativ« und »proaktiv«. Ja, es stimmt, Essen hilft bei vielen Problemen. Vor allem bei dem, das da heißt: Man hat Hunger.

Ich komme ja aus diesen komischen alten Zeiten, als man dreimal am Tag das zu sich genommen hat, was gerade da war. Das Essen von heute verspricht schon mit den Frühstücksflocken innere Erleuchtung, ewige Weisheit und kosmische Heilung.

Auf Tausenden Bewusster-Basteln-Bla-Bla-Blogs sehen wir junge, schlanke Sinnsuchende in bauchfreier Leinenunterwäsche, die sich auf der Landing Page ihrer Website bei Sonnenaufgang auf der Teakholz-Terrasse präsentieren und dabei eine Schale mit Müsli, sorry, Granola, so bedeutungsschwanger mit den Händen umfassen, als würden sie gerade einer indischen Gottheit die goldene Kugel der Weisheit überreichen.

Ich will mal so sagen: Essen ohne Schwermetalle drin ist eine gute Sache. Aber kann man nicht mal die ganzen Bewusstseinserweiterungsversprechen rausnehmen?

Schon klar, man ist, was man isst, aber sind es nicht recht hehre Ansprüche an eine mit »Bliss Ball« deutlich zu ambitioniert titulierte Trockenobstkugel, dass sie uns dabei helfen soll, unseren Platz in der Welt zu finden?

Ich glaube, ich muss in Sachen gesunde Ernährung noch viel lernen. Zum Beispiel, dass Alfalfa-Sprossen keine Erben millionenschwerer Scheichs aus Dubai sind. Dass ein alter nasser Schwamm mit braunen Stippen drin neuerdings *Low–Carb*-Brot heißt. Oder dass Clean Eating nicht bedeutet, vor dem Essen zur Abwechslung einfach mal den Teller abzuspülen. Nein, es ist die arty-farty Bezeichnung für die gute alte Vollwertkost, nur ohne den uncoolen Reformhaus-Unterton. Die einzige Regel dabei heißt, dass man die Senioren-Sämereien einfach durch überteuerte It-Körner aus Schwellenländern einfliegen lässt. So wird der Loser-Leinsamen zum Checker-Chia und das Bircher Müsli verliert seinen Ruf als Rentnerpampe, wenn wir es *Overnight Oats* taufen und nicht nach dem Wassertreten löffeln, sondern im hippen Schraubglas verpackt mit in die Werbeagentur nehmen.

Neben dem allgegenwärtigen Super-Essen ist ja *Soul Food* das neue Schlagwort, das gerne als »Essen für die Seele« angepriesen wird. Dabei bezeichnet dieser Begriff eigentlich die traditionelle afroamerikanische Südstaatenküche, die sich aus dem Mangel an Lebensmitteln für die dortigen Sklaven entwickelt hatte. Zum Beispiel gekochte Schweinefüße oder auch frittierten Darm. Ob das die Seele so glücklich macht?

Wer etwas schneller zum inneren Weltfrieden gelangen will, gießt einfach heißes Wasser über einen Instant-Pudding von *Dr. Oetker* namens *Seelenwärmer*. Und entzieht der Seele damit alles, was sie für die ultimative Pudding-Experience braucht: rhythmisches Schneebesenschwingen, vorfreudiges Warten auf die Blubberbläschen und anschließend die immer wiederkehrende Erkenntnis: Es klumpt, aber schmeckt wie bei Oma!

Vielleicht sollte die Lifestyle-Bloggerin mit der zelebratorisch gehaltenen Müslischale das auch mal ausprobieren. Die sieht nämlich bei näherer Betrachtung gar nicht glücklich aus. Fast ein bisschen angespannt. Möglicherweise ist ihr eine Raw Rettich Bowl auf den Küchenfußboden gefallen, und ihre Putzfrau hat heute frei. Oder ihr Smoothie-Maker klemmt auf Stufe 3.

Nee, nee, liebes Essen, ich finde, wir interpretieren da ein bisschen zu viel in dich rein.

Wie sollen wir denn durch Essen glücklich werden, wenn selbst Geld, Liebe und der *Kärcher*-Hartbodenreiniger es nicht schaffen? Und warum müssen wir denn überhaupt ständig glücklich sein? Manchmal gibt es halt Tage, da sollte man einfach nur *Love Is Here* von Starsailor komplett durchhören und dem Erfinder des Trockenshampoos danken. Aber Obacht, wer mal schlecht drauf ist, gerät schnell in Verdacht, depressiv zu sein, denn wie kann man denn bei diesem Überangebot an Happy Meals noch Trübsal blasen?

Wer hingegen wirklich depressiv ist, dem sagt man gerne wohlmeinend, aber wenig förderlich: »Trink halt mal einen schönen Tee!« Der heißt dann womöglich auch noch *Hol Dir Kraft* von Teekanne, ein Imperativ, der genauso fehl am Platz ist wie: »Geh halt mal unter Leute!«

Auch dieser vorwurfsvolle Unterton in Buchtiteln wie *Happy Food: Warum Mangold vor Depressionen schützt und Walnüsse schlau machen* hilft nicht wirklich weiter. Mit wie viel Kilo Grüngemüse muss man denn täglich seine Psychopharmaka umwickeln, um sich eigenständig aus dem Bett zu schälen? Und wie viele Jahrzehnte braucht es, bis es wirkt? Haben seelisch Erkrankte schon mal in ihrem Anamnesebogen »Verdacht auf akuten Mangoldmangel« stehen gehabt?

Das Perfide an der ganzen Glücksformel: Wenn mich Essen so glücklich macht, dass ich es den ganzen Tag tue, heißt es gleich: Guck mal, die ist so dick, die muss doch total unglücklich sein! Denn wenn Schokolade gute Gefühle macht, warum soll man nur ein Mini-Stückchen davon essen? Vielleicht, weil es sich auf Online-Selbstdarsteller-Fibeln nicht gut macht, wenn ein Plus Size Model in Leinenliebestöter mit einem Bewusstseins-Brei mit Schokostückchen in der Müslischüssel auf der Palisanderpromenade hockt?

Und es wird immer kurioser: Die Steigerung des Glücksdiktats in der Sättigungsbranche ist der Helden-Topos. *Heldenmarkt* nennt sich etwa eine Messe für nachhaltigen Lebensstil. Okay, das ist griffiger als »Zusammenkunft von umweltbewussten Menschen, die bei ihrer Ernährung auf CO_2-Emissionen sowie Wasser-, Rohstoff- und Flächenverbrauch des jeweiligen Lebensmittels achten«. Natürlich ist es schön, den Menschen ein bisschen positive Vibes mitzugeben. Aber ist man gleich ein Held, wenn man drei Hanfsamenkörner auf sein Aufbackbrötchen bröselt? Kommt man in den Himmel, wenn man sonntags keine Wäsche wäscht?

Ich gestehe, dass ich wegen meiner Weigerung, mir zum Frühstück durch den Fleischwolf gedrehte Kälber aufs Brötchen zu schmieren, öfter mal im Bioladen einkaufe und pflanzliche Streichcreme besorge. Gerne tue ich es allerdings nicht. Es liegt dort irgendwie über allem so eine »Wir sind besser als die anderen, gell?«-Wolke, die auch immer eine gute Entschuldigung für traniges Kassieren ist, denn offenbar muss man sich hier von jedem Produkt persönlich verabschieden.

Ähnlich nervig ist das überall grassierende Retter-Syndrom. Ein stylisches Glas mit der Aufschrift *Knödelkult* wirbt damit, dass das verwendete Brot »gerettet« worden sei – wovor? Vor dem Salz, das ihm so was Ähnliches wie Geschmack verliehen hätte?

Rettergut nennt sich ein Bio-Aufstrich aus gerettetem Gemüse, also dreibeinigen Möhren und schrumpeligen Äpfeln, die bei *REWE* niemand kaufen würde. Vielleicht sollte es lieber verboten werden, nach Lust und Laune in der Natur gewuchertes Gemüse zu vernichten, statt es zu teurem Biobrot-Topping zu quetschen, das dann Großstadtmuttis als Stärkung auf ihre Emmer-Vollkorn-Stulle schmieren, bevor sie sich auf ihr Lastenrad schwingen und dann allen anderen Verkehrsteilnehmern mit demetergleicher Miene den Mittelfinger zeigen, weil sie ihre Atemluft verpesten.

Schleierhaft bleibt auch, warum die Besser-Esser-Rezepte immer aus 147 Zutaten bestehen müssen. Bis ich mir eine Breakfast Bowl aus frischen Himbeeren, Blaubeeren (der Foodie steckt sie ineinander zu einer Brimbeere!), linksseitig entsteinten Weintrauben mit cremig aufgeschäumter Kurkuma-Milch, Medjool-Datteln und Bergwiesenheu als Topping gemacht habe, ist es Abend. Vorausgesetzt, ich schaffe es überhaupt, die ganzen Zutaten ranzukarren, ich sage nur: Lecithin (gibt's im Naturkostladen), Orangenblütenwasser (gibt's in der Apotheke), Ras el-Hanout (gibt's dienstags und donnerstags auf dem Wochenmarkt in Marrakesch), frischen Koriander (gibt's nirgendwo auf dieser Welt).

Ich frage mich, wie wohl die Produktwerbung von früher heutzutage aussehen würde, wenn man den Paradigmenwechsel von Dr. Oetker zu Dr. Feel-Good berücksichtigen würde?

Frau Sommer würde endlich nicht mehr ungefragt bei deutschen Hausfrauen in der Küche rumlungern, sondern auf einer Karibik-Insel im Baumwoll-Bikini *Jacobs* Sunrise Sensations decaffed iced coffee schlürfen, bis sie von *Bacardi* Zero trinkenden Hippies aus der Hängematte geworfen wird.

Diese komische Gruppe von Spaziergängern, die ohne plausiblen Grund laut singend über den Underberg wandern musste, würde heute tirilieren: Komm, gönne dir einen heißen Chai Latte Cinnamon Style, der schmeckt zwar ganz schön scheiße, dafür hat er aber einen ganzen Haufen voller gefährlicher, nicht deklarierter Zusatzstoffe, mithilfe derer du morgens einen richtig schönen Berg abseilen kannst!

Der kleine lustige *Nescafé*-Italiener, bei dem immer hysterische Frauen an der Wohnungstür klingelten, würde nur stammeln: »Isch abe natürlische gar keine Auto – isch fahre mit Lupinenöl angetriebenes Liegerad mit Häkelsattelüberzug ›Tricolori‹, isch solle zeige?« Und wie der *Langnese*-Hit »Like Mindblowing Frozen Yoghurt Salted Caramel Macadamia Crumble In The Sunshine« klänge, möchte ich mir gar nicht erst vorstellen.

Was waren es doch für schöne alte Zeiten, als nicht nur das Essen einfacher war, sondern auch die Verpackung. Denn Henkelmann und Butterbrotpapier war gestern. Wer heute ohne Bento-Box ins Büro kommt, kann genauso gut ein *Nokia 5110* auf den Tisch legen und auf neidische Blicke hoffen.

Das Bento ist eine in der japanischen Küche weit verbreitete Darreichungsform von Speisen, bei der in einem speziellen Kästchen mehrere kulinarische Komponenten durch Trennwände voneinander separiert sind. So lassen sich zum Beispiel Reisbällchen und Gemüse-Sticks futtern, während man im Hochgeschwindigkeitszug Shinkansen sitzt, ohne sich das fein gestärkte Firmenhemd zu besudeln.

Allerdings ist der Trend inzwischen auch auf westeuropäische Jungmütter übergesprungen, die nun am Rande des Nervenzusammenbruchs rangieren, weil sie ihren Nachwuchs glücklich und die anderen Mütter neidisch machen wollen: Da werden morgens um halb sieben Buchweizen-Crêpes mit Avocadomus bestrichen und zu Superfood-Schnecken aufgerollt, Mandarinen zu Clownfischen geschnitzt und Eier mit Paprikaschal und Olivenaugen zu Schneemann Olaf gepimpt. In unzähligen YouTube-Videos zeigen Übermuttis unter dem Suchbegriff »Lunchbox-Ideen«, wie sie ganz schnell mal eben ein fantasievolles Frühstück zaubern und gleichzeitig für den Avantgarde-Kunstpreis in der Sparte kreative Kohlrabischnitzereien auf der nächsten *documenta* in Kassel nominiert werden können.

Unerwünschter Nebeneffekt ist, dass der kleine Amadeo-Bennet zeit seines Lebens ein wählerischer Esser bleibt oder Lavannah-Linnea mit knurrendem Magen nach Hause kommt, weil sie es nicht übers Herz gebracht hat, die liebevoll lebensecht geritzten Radieschen-Rapunzel aufzuessen.

Der Lamborghini unter den Trend-Essenstransportern ist aber unbestritten das Bienenwachstuch. Erst wer ein Brot, das so gesund aussieht, als ob es Flöhe hätte und mit einer Handvoll Huflattich gesegnet ist, der im Morgentau auf Gut Heldenheimat gezupft wurde, in ein Bienenwachstuch einwickelt, der tut sich und der Umwelt was Gutes. Nur nicht den Bienen, die ihr Wachs eigentlich selbst für ihr eigenes Tiny House gebraucht hätten. Aber ein bisschen Schwund ist doch immer, oder?

Und ja, Trinkflaschen mit Aroma-Einsatz sehen im Prospekt super aus. Wer jedoch einmal ein solches Höllenteil nach den Herbstferien aus einer Schultasche gezogen und in der Mitte einen tabakähnlichen Stopfen aus alten Zitronenscheiben, Minzblättern und Erdbeerbodensatz gefischt hat, der scheißt auf umweltfreundlich und gibt ab sofort nur noch *Sunkist*-Päckchen mit.

Nee, nee, liebe Feel-Better-Foods, das sind alles nette Versuche, aber ihr gebt auch keine Antworten auf die wichtigen Fragen der Menschheit: Was ist Glück? Warum ist die Pizza rund und der Karton eckig? Laden sich zwei Schafe, die sich aneinanderreiben, eigentlich elektrostatisch auf? Gibt es noch ein anderes Wort für Synonym? Warum geht die Frühstücksplastiktüte immer an der Seite auf, die man nicht als Erstes probiert? Muss man Altglas mit Deckel entsorgen oder ohne?

Das Einzige, was sich mit Sicherheit sagen lässt, ist ja immer noch: Das Leben ist kompliziert, und am Ende stirbt man. Aber das ist leider nicht joghurtbecherdeckelspruchkompatibel.

So lange muss, wer sein Seelenheil aus der Nahrungszufuhr beziehen möchte, wohl die althergebrachte Formel zur Hand nehmen: Nimm dir irgendwas aus der Küche, das dir schmeckt. Kippe irgendwas drüber, das noch nicht abgelaufen ist. Iss es gemeinsam mit jemandem, den du magst.

Gedicht vom Glückskeks

Glück ist wie Blume, Sonne, Wind
Ein Blatt vom Klee, ein lachend' Kind

So steht es immer schön geschrieben
Auf dem Dessert der Nummer sieben

Im Folgenden da lest ihr hier
Was ich oft finde auf Papier

Beim Chinahaus hier um die Ecke
Wenn ich an dessen Nachtisch lecke

»Wie gewonnen, so zerronnen«
Oh Gott, was haben die genommen?

»Kein Mensch kann Glück sich kaufen«
Oh nee, der ist schon abgelaufen

Ich frage mich, welch' Langeweilen
Hat ein Autor solcher Zeilen?

Warum liest man hier nicht mal fiese
Derbe Sprüche so wie diese:

»Musst du reiern wie ein Bauer
War's die Siebzehn, in süß-sauer!«

»Musst du auf einmal plötzlich kacken
Wurd' die Banan' zu lang gebacken!«

»Läuft dir das Blut aus Mund und Nas'
So war'n die Nudeln wohl aus Glas!«

Bist du am Keks sogar verreckt
Dann war der Zettel gut versteckt

Und wenn du dir den Bauch verderbst
War in der Frühlingsrolle Herbst!

Nach 15 Bissen merkst du dann
Die Weisheit kommt jetzt langsam an

Er packt dich plötzlich hinterrücks
Der Zweck des Lebens und des Glücks

»Heureka!«, rufst du laut, »ich hab's!«
Glück ist kein Keks, kein Gag, kein Spaß

Des Lebens einzig großer Sinn:
Ein Plätzchen ohne Botschaft drin

Blumen-Druck: Sonntags halb drei in Deutschland

»Früher war alles besser!«, jammert ja immer die Kommentarspalten besudelnde und Retro-Conventions besiedelnde Wohlstandsgesellschaft.

Ja, was war denn früher? Da hatte alles seine Ordnung: Freitags gab's Fisch, samstags wurde das Auto gewaschen, sonntags hat man sich erholt. Bei letzterer Tätigkeit waren meist eine Picknickdecke, eine Luftpumpe und eine Mundorgel mit im Spiel. Basic Relaxing sozusagen, ohne disziplinspezifisches Trendsportequipment.

Der siebte Tag war heilig. Darf man anrufen? Heute ist doch Sonntag! Darf man Geige üben? Heute ist doch Sonntag! Wenn heute die Leute hingegen überlegen, was sie in ihren Mußestunden tun können, haben alle anscheinend die gleiche Idee: Na klar, wir fahren ins Gartencenter! Ist doch Sonntag!

So ein Gartencenter, eine Art Mini-Kirmes mit Grünpflanzen, hat mittlerweile jedes 200-Seelen-Dorf. Meistens liegt es direkt an der Autobahnausfahrt und ist eine Pilgerstätte für alle, die es vor lauter Freizeitstress nicht geschafft haben, an einem der anderen sechs Tage, an denen der Gewächshaus-Gigant von 8.00 bis 20.00 Uhr geöffnet hat, hier einzukaufen. Man hat ja noch den Sonntag, und da muss jeder, der bis vor Kurzem noch dachte, *Compo Guano* sei eine deutsche Alternative-

Band, in aller Ruhe zwischen Blumenerde und Beetpflanzen flanieren.

Pech nur, wenn man dabei auf Menschen wie mich trifft, die nur schnell eine Topfblume als Mitbringsel fürs Kaffeetrinken bei Tante Hilde holen wollen und nicht ahnen, dass »mal eben schnell« und »Gartencenter« so wenig zusammenpassen wie Julian Reichelt und seriöser Journalismus. Aber der Reihe nach... hier das Erinnerungsprotokoll an meinen Orchideen-Overkill am letzten Wochenende:

Gegen halb drei biege ich in die Einfahrt zum Flora-Center. Hier muss ich erst mal eine Viertelstunde warten, bis ein minderjähriger Hallodri in Warnweste mir wichtigtuerisch einen Parkplatz zuweist. Den allerletzten am Horizont, direkt am Drahtzaun. Die meisten anderen Insassen der Blech-Karawane lassen sich davon nicht einschüchtern, haben sie doch anscheinend bereits den ganzen Samstag schon im Einkaufszentrum verbracht. Das ist natürlich nichts gegen das hier. Der Sonntag im Gartencenter ist die Königsdisziplin für Wochenausklangsshopper.

Ich schäle mich unter den »Ich würde noch ein bisschen enger an mein Duster parken, Sie Eimer!«-Rufen meines Parkbuchtnachbarn aus meinem Fahrzeug und laufe zwei Kilometer zum Eingang, wo es süßlich duftende Laugenbrezeln und übeteuerte zuckerhaltige Dosengetränke gibt... für Hardcore-Hortensienschubser... und für mich: »Ach komm, bei Hilde gibt's eh nur steinharten Heidesand mit Sprühsahne«, denke ich mir nämlich spontan und hole mir eine XXXL-Käsebrezel.

Ein pädagogisch geschultes Elternpaar wirft mir derweil missachtende Blicke entgegen und raunt seinem Nachwuchs zu: »Eeeerst gehen wir einkaufen, dann gibt es eine Tange!«

»Warte nur, gleich fängt es an zu plärren, wenn du ihm nicht gleich die dicke Wollmütze abnimmst«, denke ich mir, denn nichts nervt mich mehr als Eltern, die ihre dunkelrotbäckigen Kinder im Schnee-Overall und mit Skimütze durch gut beheizte Geschäfte schieben.

Im Eingangsbereich erwartet mich alsbald eine Kakophonie aus »Iss will aber Täsetange, sezz!«, einer Best-of-CD von Wencke Myhre und lautstarken »Frau Schröder, bitte einmal zu den Rankhilfen!«-Durchsagen.

Für den Fall, dass ich neben der Topfblume noch eine andere Kleinigkeit finde, vielleicht ein paar Samentütchen oder ein Reagenzglas-Blumenväschen fürs Auto, nehme ich mir schon mal einen der zwei Meter langen Einkaufswagen, in denen sich auch Ampelschirme und 50 Säcke Rindenmulch bequem verstauen lassen, und schlendere mit der Herde durch die Gänge. Eigentlich würde ich zügiger gehen, aber an jeder Ecke stehen sich wild gestikulierende Hobbygärtner im Weg, die das ratlose sonntägliche Minijobber-Personal mit Fachfragen bedrängen, etwa: »Entschuldigung, meine fleischfressende Pflanze mag keine *Bifi*, kann man da was machen?«

Ich würde weiterschieben, hänge aber in der Deko-Abteilung fest und merke schnell: Von dem Schild »Bin im Garten« gibt es deutlich mehr Varianten als von Anne Wills Gesicht. Der Sinn dieses Gegenstands erschließt sich mir derweil nicht. Ist wohl ein Gadget für Gartenclog-Fetischisten, die sich gerne hinterher bei der Polizei beschweren, dass die Einbrecher sich alle Zeit der Welt gelassen haben und sogar den Kresse-Igel mitgenommen haben.

Auf dem Weg zu den Hängegeranien im Topf muss ich mir erst mal meinen Weg durch pyramidenförmig aufgetürmte Ytong-Steine, Doppelsonnenliegen mit Dach und überforderte Erziehungsberechtigte bahnen. So ist hinter einer Plakatwerbewand für irgendein Produkt namens »Gardenfeelings pur« ein lauter Schrei zu vernehmen: »Der Shawn-Fernandez iss weg! Sisse, Jürgen, ich hab' das schon immer für dich gesagt, dat Kind hat nich' genuch Angst!«

Auch das restliche Sortiment zeichnet ein erschreckend präzises Bild unserer Gesellschaft: Hier ein Grill, der nach den vielen fröhlichen Menschen auf dem Werbeaufsteller zu urteilen für das gesellige Beisammensein mit Freunden steht, gleich daneben Sichtschutzwände in allen Größen und Designs. Kann halt schnell mal danebengehen, so ein Wettwurstwenden unter Nachbarn. Weiterhin gibt es eigene Abteilungen für Outdoormöbellandschaften, Hüpfburgen und Springbrunnen. Es gibt Pavillons, unter denen man den kompletten Kardashian-Clan beherbergen könnte, und große Säcke mit Tulpenzwiebeln, die einem jeden weiteren Besuch auf dem Keukenhof ersparen. Allesamt Dinge also, die ihren Käufern das eigene Reihenmittelhaus so komfortabel machen, dass diese ihr ganzes Leben mit dem Arsch zu Hause bleiben könnten. Tun sie aber nicht, denn sie latschen an eben jenem Wochentag, an dem sie sich an genau diesen Dingen erfreuen sollten, lieber ins Gartencenter.

Wie der *Dacia-Duster*-Dämlack, der seine Revierabgrenzung hier munter weiterbetreibt und jeden, der sich ihm und seinem mit acht Tomatenstauden beflaggten Rollwagen mehr als fünf Meter nähert, mit einem »Voorsicht, dat is meine Karre!« in die Schranken weist.

Oder der rotbäckige Rentner, dem man gerade noch

freundlich an der Kreuzung »Beet- und Balkonpflanzensubstrate und Saatgut« mitsamt seinem mit Sitzauflagen vollgestapelten Trolley-Monstertruck vorbeigelassen hat, nur damit dieser jetzt die Durchfahrt versperrt, weil er jetzt einem wenig motivierten studentischen Aushilfsverkäufer einen Knopf an die Backe sabbelt: »Ich wollte nur mal wissen, ob ich diese Sitzbezüge ›Flower Dreams‹ in das Modell ›Maritim‹ umtauschen kann. Sonst weiß ich gar nicht, wo die Garnitur aufhört und meine Frau anfängt, wenn sie ihren geblümten Kittel trägt.«

Ich schiebe mich unsanft mit einem lieblos genuschelten »Kannimadurchdanke« vorbei, lasse dabei geschickt meine angegessene Analogkäsestange in seinen Wagen plumpsen und versuche, mich in dem Begonienbunker auch nur halbwegs zu orientieren.

»Wo sind denn bitte die Topfblumen?«, will ich von einer fachmännisch Töpfe sortierenden Kräuterfrau wissen. Sie ist, wie ich alsbald erfahre, auch nur eine Kundin, die die verfaulten von den verblühten Exemplaren trennt, aber anscheinend mit großer Begeisterung ihre gesamte Freizeit hier verbringt und mir fachkundig Auskunft erteilt: »Nach den Aufsitzmähern die dritte links und dann durch die Gartenteiche durch!« Okay, es war die vierte rechts bei den Sukkulenten, aber dann sehe ich schon den menschenumflockten Show-Teich mit den japanischen Angeber-Aalen, der offenbar hervorragend als *Småland*-Surrogat funktioniert: Hier steht zumindest der eben noch beweinte Klein-Shawn und versucht geduldig, mit einem Dekospieß einen Killerkarpfen zu erwischen. Das gucke ich mir genüsslich an, bis seine Erzeuger nach einer Dreiviertelstunde endlich mit den Worten dazwischengehen: »Gehst du wohl wech da mit die neuen *Nike*

Air Force 1, die sind noch für bei *eBay-Kleinanzeigen* zum Verkaufen!«

Das ist der Moment, an dem ich mir mal wieder die essenzielle Lebensfrage stelle: Was will ich hier eigentlich? Auf dieser Welt und vor allem jetzt und hier zwischen Kompost und Keramikkranichen?

Da sehe ich in der Ferne die Topfpflanzen aufblinken wie eine Fata Morgana. Dort begebe ich mich zielstrebig hin. Vorher muss ich aber noch das Kleinkind loswerden, das seit einer Viertelstunde ungefragt bei mir vorne am Wagen mitfährt. Ich nehme das Mädel vorsichtig herunter und zeige ihm freundlich den Weg in die Teichabteilung. Natürlich nicht, ohne ihm vorher noch mal die Mütze tief ins Gesicht zu ziehen. Es lächelt und läuft freudestrahlend los. Hoffentlich kann es sich besser orientieren als ich, denn die Zick-Zack-Wegführung, die einen möglichst an allen unnötigen Produkten vorbeiführen soll, nicht aber zur Kasse, ist nur was für gelernte Pfadfinder.

Ich kämpfe mich weiter zum Ziel, das geradewegs durch die Unkrautvernichterabteilung führt. Dort beschließe ich, mir ruhig einen »fürn Weg« zu gönnen, öffne einen Kanister mit der unheilverheißenden Aufschrift *Destroy All* und schnüffle gierig am Inhalt. Was Unkraut, Ratten und Nachbarhunde »all in one« beseitigt, wird doch wohl geplagten Midlife-Muttis den nötigen Kick für die letzten Meter durch die heiligen Hallen der Hollandimporte geben! Es riecht wie eine Frischhaltebox mit Möhrengemüse und Senfgurken, die man nach vier Monaten ganz hinten im Kühlschrank entdeckt, tut aber, was es soll.

Breit lächelnd schaukle ich dann die restlichen Meter weiter, bis sich vor mir endlich das lang verheißene Blumenmeer auftut. Da seid ihr ja, ihr Hieroglyphen der Natur! Oh bunte Farben, bezirzende Düfte! Mit euren zarten Blütenblättern, die beschützend die kostbare Knospe kosen, werdet ihr der Base in einem irdenen Krug ein erquicklich Gut sein! Aber sagt, welche soll ich wählen? Die Rose, die ungekrönte Königin der Blume? Die Friedenslilie mit ihrem weißen, unschuldigen Kelch und ihrer Empfindsamkeit gegen Staunässe? Oder einen Kaktus, der ihr ein liebreizend Abbild wäre?

Da dröhnt auf einmal ein ohrenbetäubendes *Hells Bells* durch den Gang. Oh, das ist ja mein Klingelton. Im Display blinkt »Hilde ruft an«, und ich schwöre, es blinkt hektischer als bei allen anderen gespeicherten Namen in meinem Adressbuch.

»Wo bleibst du denn, ich hab' doch extra Mini-Windbeutel aufgetaut!«, quengelt sie. Komisch, sonst kredenzt sie immer nur Gebäck, das man mindestens dreimal durchschneiden kann, damit's nach mehr aussieht.

Ich greife schnell ein paar gelb-lilafarbige Stiefmütterchen im 3er-Plastiktray für 99 Cent und hechte zur Kasse, während Frau Myhre aus den Lautsprechern singt: »Ein Sonntag im Bett ist gemütlich und nett, und wer das nicht versteht, hat sein Leben nie gelebt!« Meinen Einkaufswagen lasse ich unauffällig an der Ecke »Zierpflanzenimitate/exotische Bäumchen, die nicht für das europäische Klima gemacht sind und spätestens nach vier Wochen kaputt gehen« stehen und schlängle mich an Kasse zwei diskret von der Seite dazwischen. Nach einer halben Stunde ist die Schlange allerdings keinen Millimeter vorgerückt. Offenbar weil an der Kasse nur hortikulturell Herausgeforderte arbeiten, die nach einem Sonntag wieder das Handtuch werfen. Dafür habe ich gelernt, dass es nicht einfach ist, das vor mir auf dem

Angebotsschild stehende Wort »Bio-Presstopfsubstrate« in seine einzelnen bedeutungstragenden Einheiten zu zerlegen, während es alle zehn Sekunden aus den Lautsprechern dröhnt: »Die Eltern von Shavendel-Fleur bitte einmal zu den Gartenteichen!« Auf einmal materialisiert sich vor meinen Augen auf dem Aktionsstapel ein wohl von einem entnervten Sonntagsjobber achtlos dahingeworfenes Headset, das ich mir geistesgegenwärtig aufsetze und damit ein am Anfang leicht rückkoppelndes »Achtung, nur heute 70 Prozent auf Geranien und Gartenmöbel!« durch den gesamten Markt schallen lasse. Nach zwei Sekunden ist der Kassenbereich geräumt. Na also, wer sagt's denn!

Lediglich ein Kunde ist noch vor mir und plaudert mit dem Kassierer. Leider ist es nicht irgendein Kunde, sondern der Rambo-Rentner mit der Floral-Phobie. »Können Sie das noch mal zurückbongen?«, verlangt er mit einer Miene, die eine jahrelange Erfahrung mit Umtauschsituationen dokumentiert, »die gestreiften Sitzbezüge sind ja voller Käsekrümel und Fettflecken! Die kann ich meiner Ilse so nicht mitbringen!«

»Frau Schröööder, bitte einmal stoooorno«, hallt es kurz darauf durch den Laden. Die 17 inzwischen wieder hinter mir stehenden Kunden hüpfen unisono wie eine Schulklasse bei *1, 2 oder 3* ein komplettes Feld nach links. Nur bei mir wirkt noch der Nebel aus dem Allestöter-Regal, und ich schluffe langsam an Platz 18. Hätte ich gar nicht gebraucht, denn kurze Zeit später klärt Frau Schröööder die Kunden auf, dass sonntags nur Pflanzen und Pflanzenzubehör, keine Wohnaccessoires verkauft werden dürfen – und macht die Kasse dicht.

Eine gefühlte Ewigkeit später fragt mich die Kassiererin nebenan, ob ich Treuepunkte will. Ich könnte jetzt eine Diskussion um die politische Korrektheit dieses Begriffs anfangen, der polyamore Menschen kategorisch ausschließt, aber geschenkt. Müde trotte ich zum Parkplatz, wo gerade lautstark ein Bretterverschlag zu einem Glühweinstand umfunktioniert wird. Ist ja auch schon wieder September! Vielleicht sollten sie lieber noch ein paar Studis hier hinstellen, die Plastikarmbänder verteilen mit der Aufschrift: »I survived the Gartencenter«. Die könnte man dann 14 Tage lang am Armgelenk baumeln lassen, wie es diese Festival-Heinis immer tun, die der spießigen Restwelt signalisieren wollen, dass sie neulich drei Tage Ravioli gegessen und dabei für 120 Euro die Toten Hosen aus zwei Kilometern Entfernung gesehen haben.

Dann steige ich in mein Auto und versuche, das heulende Bündel und seine aufgebrachten Eltern ein paar Meter weiter zu ignorieren. »Nemo tot, Nemo tot!«, jault das Kleine und schwingt etwas, das aussieht wie ein mit einem Bleistift aufgespießter Goldfisch. Tzz, diese Eltern von heute! Selbst schuld, hätten sie dem Kind einfach am Eingang so eine Glutenkeule gekauft. Oder mal die Mütze abgenommen.

Ich schlage die Tür fest zu und merke nicht, dass zwei der drei Stiefmütterchen noch drinhängen. Es gibt jedoch kein Zurück mehr, denn am Eingang singt bereits ein Nana-Mouskouri-Double »Weiße Rosen aus Athen«.

16.45 Uhr. »Das wäre doch nicht nötig gewesen«, sagt Hilde und streichelt den blättrigen Restbestand. »Aber die sind für zum Draußeneinpflanzen, das weißt du ja?« Doch ihren blumigen Satzbau kriege ich gar nicht mehr mit. Ob es die Nachwirkungen des *Destroy-all*-Kanisters sind, dass meine Gedanken zu den Klängen von AC/DC und

Wencke Myhre wild herumkreisen wie ein sich drehendes Steppsitzkissen mit Flower-Dreams-Beflockung?

Dieser Frage hänge ich noch lange nach, während ich sehr, sehr langsam den letzten Windbeutel aufspieße, bis er sich nicht mehr bewegt.

Dinge, die mehr Spaß machen als ein sonntäglicher Besuch im Gartencenter

- Einen eingewachsenen Zehennagel mit einer Schere aus dem Kinderarztkoffer bearbeiten.
- Nachts heimlich einen Monolith in Leverkusen-Opladen aufstellen.
- Sich von Edward Scissorhands den Rücken massieren lassen.
- Im Unverpackt-Laden an der Kasse jedes Reiskorn einzeln in Alufolie wickeln.
- Sich beim Zahnarzt einer Wurzelbehandlung unterziehen, während The Final Countdown im Radio läuft.
- Die Endreinigung eines defekten Dixie-Klos auf dem Wacken-Festival durchführen.
- Tante Hilde fragen, warum ihr Marmorkuchen seinem Namen alle Ehre macht.

Anti-Stress-Übung #4

Horchen Sie in Stresssituationen tief in sich hinein und atmen Sie drei Mal bewusst ein und aus.

Sagen Sie dann freundlich, aber bestimmt: »Und OB ich hier parken darf!«

Persönlichkeit 2.0: Selbstwertgefühl – ein Sommermärchen

Wenn man sich den derzeitigen Zeitgeist so anschaut, könnte man meinen: Der Schlüssel zum Glück besteht darin, sich von den Meinungen anderer fernzuhalten. »Mach dein Ding!«, näselt Udo Lindenberg, »Lasse reden!«, schlagen die Ärzte vor, und Taylor Swift findet, man soll das Gelaber und Getuschel anderer einfach offshaken.

In der Ratgeberecke tummeln sich Titel darüber, dass einen nicht lenken soll, was die anderen denken, der Rest der Welt soll uns schön am Arsch vorbeigehen, und überhaupt: Einen Scheiß müssen wir!

Klingt einleuchtend. Wenn nicht gleichzeitig gerade ein anderer Trend grassieren würde, der da heißt: Lasse alles, was du tust, von anderen bewerten!

Allen voran natürlich das Nachmittags- und Vorabend-TV, das ohne Bewertungstafeln nicht mehr denkbar wäre. So hoppen die Shopping Queens in kreischiger Kaufgier aus dem Tüten-Taxi, um sich vor den kritischen Blicken der Konkurrenz eine möglichst hohe Punktzahl für dösige Mottos wie »Pimpe einen Pepita-Poncho für die Pool-Party!« zu erhaschen. Und wenn Guido mäkelt »Das trägt man jetzt nicht mehr«, dann ist es verbrannt. Bah, weg damit, sowas von last season!

Warum müssen es jede verdammte Saison neue Klamotten sein? Die Modebranche ist nach der Erdölindustrie der zweitgrößte Klima-Killer, und das nur, weil irgendein Fashion-Fritze sagt »Midi-Röcke in Mintgrün sind ein Must-have« und das dann alle mitmachen, obwohl sie viel lieber kackbraune Kaftane tragen würden. Umweltschutz, schön und gut, aber wer will schon als trendresistent rüberkommen? Was für ein Irrsinn! Reicht es nicht, wenn es schon als spießig gilt, über ein Jahr mit demselben Partner an der Seite rumzulaufen? Da muss alle paar Monate was Neues her, bis selbst die Altkleidercontainer ein Sammelstopp ausrufen.

Das gleiche Trauerspiel beim Essenswettstreit um *Das perfekte Dinner*. Es würde mir nicht im Schlaf einfallen, fremde Leute in mein Wohnzimmer einzuladen, die, während ich mir in der Küche den Wolf koche, meine Schlafzimmerkommode durchforsten (»Guck mal, ein gelber Schal, dabei sagt Guido, Gelb ist so was von gestern!«) und dann an meinem Essen herummäkeln. Und das auch noch mit Engelszungen und anschließender Scheißbewertung: »Das Sellerie-Soufflé war totaal auf den Punkt, und der Kaiserschmarrn war ein Gedicht – ich gebe gut gemeinte sechs von zehn Punkten!« Klar, dass die Bewertungen immer separat gefilmt werden, so mancher Koch hätte bei solch scheinheiligen Urteilen mit Genuss vor dem Servieren des Abschluss-Espressos dreimal kräftig draufgeschnäuzt.

Dazu flimmern derzeit jede Menge Hoteliers über den Bildschirm, die mit sherlock'schem Spürsinn die 0,01 Millimeter hohe Staubschicht auf dem Türrahmen der Konkurrenz suchen. Windige Wirtsleute buhlen um das beste Lokal und führen sich auf wie Paul Bocuse, während sie von »Grateng« und »Bullabäse« schwadronieren.

Ähnlich schwer erträglich ist die Buhlerei um die beste Hochzeit: Vier traumreisengeile Bräute laden jeweils ein Mecker-Trio auf die eigene Feier ein, das dann mit der Lupe das fehlende Salz in der Suppe sucht und sich auch nicht zu schade ist, das ganz und gar unvorteilhafte Brautkleid mit der Mindestpunktzahl abzustrafen, wenn die Frischvermählte in einem Mermaid-Style-Dress steckt, figurmäßig aber eher in Richtung Blauwal tendiert.

Wo das alles herkommt? Klarer Fall, es wird uns in die Wiege gelegt. Schon auf der Wöchnerinnenstation wird doch als Erstes gewogen, gemessen und geguckt: Wo genau rangiert man auf der Skala der beschissensten Babyvornamen? Da wundert es fast, wenn eine Lehrerin einen Shitstorm erntet, weil sie ihre Schüler wegen schlechter Leistungen vom Rest der Klasse ausbuhen lässt, wie neulich in einer Kreuzberger Grundschule geschehen. Denn spätestens seit der *Super Nanny* wissen wir doch: Erziehung wird pupsi-einfach, wenn wir unseren Nachwuchs wie ein Raubtierdompteur nach dem Belohnungs- und Bestrafungsprinzip zum gewünschten Verhalten erziehen. Wie viele Kleinkinder haben bereits eine Belohnungstafel mit Smileys oder Marienkäfern überm Bett hängen? Frei nach dem Motto: »Danke, dass du mir heute noch nicht mit der Faust ins Gesicht geschlagen hast, Shayne-Capriccio! Dafür kriegst du eine lachende Sonne! Und wenn du zwei Stück davon hast, darfst du eine Woche lang acht Stunden am Tag Playzee zocken! Deal?«

Nachdem die gestrenge Power-Pädagogin bei *RTL* abgedankt hat, schließt *VOX* jetzt die Lücke und lässt selbsternannnte Übereltern zu Wort kommen. Bei *Mein Kind – dein Kind. Wie erziehst du denn?* kauern die Brüll-kind-Bezwinger auf ihrem *Poco*-Sofa und bekommen von der Produktionsfirma noch ein bisschen frisches Obst auf den Teller gelegt, damit man sieht: »Aha, das sind die Guten.« Dann wird großmogulmäßig über inkonsequente Erziehungsversager gelästert: »Davindra, du gibst dir wirklich ganz viel Mühe, aber du musst bei Tim-Tjorven nach dem 18. *Big Mac* einfach mal stopp sagen!«

Mitschuld an dem ganzen Wertungstafel-Wahnsinn trägt wohl die Grand Dame der öffentlichen Urteilssprechung, die blonde Scharfrichterin über Wespentaillen und Thigh Gaps, unsere Hungerhüften-Heidi. Schon seit 2006 spricht La Klum Urteile, die nicht mal Barbara Salesch über die Lippen gekommen wären; das klingt dann in etwa so: »Loreena-Kassandra! Du hast echt null Personality, sonst würdest du dich professioneller erotisch in Szene setzen!« Und das zu einer 15-Jährigen, die nur mit einer Python bekleidet an einem Seil am Helikopter vor den Niagarafällen herunterbaumelt. Da fragt man sich, was heißt eigentlich *GNTM*? Gigantisches narzisstisches Teenie-Militär?

Wo soll das noch enden? Es ist wohl nur eine Frage der Zeit, bis in der Prime Time ein Format namens »Vier Todesfälle und ein Streuselkuchen« läuft, frei nach dem Motto: Wer rockt seine eigene Beerdigung? Dort stehen die *noch* lebenden Hinterbliebenen-Kandidatinnen wie *Tic Tac Toe* drei Meter neben der Trauergesellschaft und tuscheln in ihre Taschentücher irgendwas von: »Also, die Rede war einen Tacken zu lang, die Verwandtschaft zu heuchlerisch und der Blumenschmuck so was von letzte

Saison!« Dann wird der Chrysanthemenstrauß geworfen, und wer ihn fängt, ist als Nächster dran.

Vielleicht gibt's auch ein Live-Sozialexperiment mit Rambo-Reporter Jenke von Wilmsdorff, bei dem dieser ein Nacktfoto von sich im Sonnenaufgang in Wanne-Eickel auf seinem Insta-Account postet. Danach nimmt man ihm das Handy weg und sieht ihm beim Dopamin-Entzug zu, weil er seine Likes nicht in Echtzeit zählen kann.

Wahrscheinlich dauert es nicht mehr lange, und im deutschen TV werden noch Geschlechtsteile in Groß-aufnahme bewertet. Ups, sorry, gibt's ja schon. Hatte ich verdrängt: heißt *Naked Attraction*. Bei dieser Dating-Show werden nackte Kandidaten in einer Art gläserner Telefonzelle präsentiert. Dann wird erst der untere Teil aufgemacht: Bam, Close-up aufs Gemächt. Das sieht man nur so schlecht, weil da meistens noch ein Ottergesicht drumherum tätowiert ist. Danach kommt der Oberkörper. Glatt wie'n Bügelbrett, oben rechts steht auch oft noch *Rowenta* drauf oder irgendein anderer Vorname. Dann schreiten Moderatorin und Date-Sucherin die Boxen ab: »Hm, schön proportioniert…«, »Müsste man mal bei der Arbeit sehen« oder »Hm, hat mir zu viel Linksdrall!« – Ich will ja nichts sagen, aber der Bocholter Pferdemarkt ist nix dagegen. (»Wie lange macht der Gaul noch – na, so zwei, drei Jahre, wenn er täglich seine Spritzen kriegt!«)

Als Letztes kommt das Gesicht. Das kann dann Quasi-modo sein oder ein Carsten Maschmeyer-Lookalike, was ja aufs selbe rauskommt, aber egal, hier wird jeder genom-men, wenn im Souterrain das Ellenmaß stimmt. Da soll noch mal einer sagen, dass Sexismus keinen Spaß macht!

Auch im banalsten Alltag wuchert der Wertungswahn. Ständig werden wir nach unserer Meinung gefragt, auch wenn wir gerade keine zur Hand haben: »Sie waren gerade bei *REWE* Müller?«, fragt *Google Maps* nach. »Wie war's?« Na, wie soll's schon gewesen sein? Der Brokkoli war im Angebot, aber keine Fusili mehr da. Soll ich da jetzt wertvolle Lebenszeit investieren, um das anderen Nutzern mitzuteilen? Gibt doch genügend andere Flachpfeifen, die das tun…

»War okay, bisschen wenig Parkplätze.« (Gähn!) »Nach 17 Uhr immer sehr voll.« (Ach, was?)

Der Tummelplatz für Bashing und B-Noten ist natürlich das Internet. Man könnte meinen, es gebe nur Leute, die in ihrer Freizeit nichts anderes tun, als Toaster und Fußeinlegesohlen zu bewerten. Was sind das für Menschen, die in ihrem *Nutzerprofil* 3 597 Produktbewertungen haben, und in welcher Höhle haben die sich vor dem Internet-Zeitalter versteckt?

»Die Butterbrotdose wurde in einwandfreiem Zustand und mit ausreichend Knallpapier geliefert. Der Horseland-Aufdruck hat allerdings nur 253 Spülmaschinengänge überlebt, darum gibt es einen Stern Abzug.« – Leute, habt Ihr kein LEBEN?

Selbst da, wo Nutzerbewertungen Leben retten könnten, nämlich bei Rezept-Portalen, dümpelt der Informationsgehalt der Kommentare meist auf Plasberg-Niveau vor sich hin.

Merkt euch eines, liebe Chefkoch-User: »Also, meinem Mann hat es geschmeckt!« ist ein perfider Rückschritt in die Fünfzigerjahre, und Aussagen wie »Hm, die Pasteten habe ich gerade im Ofen! Bin gespannt, wie sie werden, gebe schon mal drei Sterne« sind die Premium-Class der Sinnlos-Kommentare. Wieso, liebe Kräuterhexe87, kannst du nicht einfach noch ZEHN VERDAMMTE MINUTEN warten, bis die beschissenen Spinat-Blätterteigröllchen fertig sind, ein verunglücktes Exemplar kosten und DANN bewerten? Wieso stiehlst du mir meine Lebenszeit, indem du mich deinen Kommentar lesen lässt, der genauso wertlos ist wie die Überschrift »AUSHANG«, die man auf einem, nun, Aushang anbringt? Weil du dem digitalen Kodex folgen musst, der da heißt: »Ich habe jetzt gemacht, was da steht, und muss das jetzt sofort dem Rest der Welt mitteilen, damit ich nicht in meiner eigenen Belanglosigkeit ersticke!«

Seit es Bewertungssysteme gibt, müssen sich notorische Nörgler nicht mehr aus dem Fenster lehnen, um Falschparker aufzuschreiben. Denn wer einen Kommentar verfasst, der will vor allem eines: Lästern, nicht loben. Das gilt besonders für diejenigen, die glauben, gerade eine »Rezession« zu verfassen. Man schnappt sich ein beliebiges Produkt auf *Amazon* mit einer breiten Bewertungsskala von einem bis fünf Sternen. Und wird merken: Der Anteil derjenigen, die eine ausführliche Rezension schreiben, ist bei den 1-Punkt-Verteilern wesentlich höher als bei den 5-Punkte-Gebern. Klarer Fall, Zeit investiert man nur, wenn's richtig auf die Fresse geben soll. Man ruft ja auch nicht bei der *IKEA*-Hotline an, um mitzuteilen: »Guten Tag, ich wollte nur sagen, das Eckregal *Björksjö* war wirklich einfach aufzubauen und sieht echt schick aus!«

Oder sind jemals zwei Fremde auf dem Bahnsteig mit dem Satz »Mensch, der IC ist pünktlich! Toller Service der *DB*!« ins Gespräch gekommen?

Beschwerden vereinen die Menschen, zumindest in Deutschland. Und wir scheinen sogar die einzige Nation zu sein, die sich vor allen anderen am liebsten über sich selbst aufregt. Wir finden alle anderen Länder toll, und alle anderen finden uns doof. So hat jeder deutsche Haushalt mindestens einen Asia-Wok, eine Crêpe-Pfanne und einen Pizzastein. Aber welcher ausländische Hausstand hat schon einen Tischstaubsauger mit Wandhalterung, der in keiner deutschen Küche fehlen darf? Nach dem Motto: »Oh, das nächste Mal, wenn Claudette und Pierre da sind, machen wir mal eine *Soirée Allemande*. Wir haben nämlich jetzt diesen *Severin*-Super-Sauger mit separatem Krümelgitter und acht Stunden Stand-by-Akku!«

Manchmal erfinden wir sogar Sachen, nur damit sie fremdländisch klingen. Fragen Sie mal in Russland nach Zupfkuchen oder im Piemont nach der berühmten Kirsche. Die Leute werden nur mitleidig den Kopf schütteln und Sie zu einem *Wodka Gorbatschow* oder einem Vin Santo mit Cantuccini einladen … und hoffen, dass Sie keinen Krümelsauger aus der Tasche ziehen.

Wenn wir uns als Nation fühlen, brauchen wir dafür das Urteil der anderen: Jahrzehntelang waren wir nichts weiter als das Land, das *Derrick* und den Tischabfalleimer erfunden hat. Dann kam die WM 2006. Andere Länder fanden auf einmal Deutschland cool, und erst das war für uns der Startschuss, das auch zu tun. Philosophisch betrachtet könnte man sagen: Wir werden erst wer, wenn die anderen es uns erlauben.

Wer hat noch nie in der Umkleidekabine gestanden und befunden: »Yes! Super! Nehm' ich!« Bis die Verkäuferin ihre Nase durch den Vorhang gesteckt und gemurmelt hat:

»Kommen Sie doch nächste Woche wieder, dann haben wir es auch in Ihrer Größe!« Dann verlassen wir bedröppelt das Geschäft und wundern uns, dass wir uns von jemandem die Laune vermiesen lassen, der ohne Hemmungen seine Hammerzehen in offene Korksandalen quetscht.

Aber der Fremdmeinungswahnsinn geht noch weiter. Wir sind anderen inzwischen so hörig, dass wir uns schon von unserem eigenen Auto willig zur Minna machen lassen. Ich jedenfalls habe nicht schlecht gestaunt, als ich neulich meinen 15 Jahre alten Kleinwagen gegen ein neueres Modell eingetauscht habe, das nicht nur weiß, ob es regnet oder nicht, sondern auch, ob Sebastian Vettel am Steuer sitzt oder Mutter Beimer. Jedenfalls war ich mehr als leicht erzürnt, als ich das erste Mal im Cockpit-Display folgende Anzeige gesehen habe:

Beschleunigung ★★★★☆
Vorausschauendes Fahren ★★★★☆
Gangwechsel ★★★★☆

Whaaat? EINER von FÜNF Sternen? Lieber Mittelklasse-Kompaktvan, was bildest du dir ein, mein jahrzehntelang feingeschliffenes Fahrverhalten dermaßen punktetechnisch abzustrafen? Soll ich dich mal ordentlich im ersten Gang bis 80 km/h ziehen? Da hat ja selbst mein Fahrlehrer vor 30 Jahren noch die bessere Wortwahl gehabt: »Frau Bode, ich bin mir sicher, Sie wären nicht durchgefallen, wenn Sie während der Prüfung nicht laut Nothing Compares 2 U mitgesungen hätten!«

Überhaupt, was muss mir die Karre die ganze Zeit so sinnloses Zeug anzeigen? Wenn ich den Anlasser betätige und mir als Erstes eine riesige Info »Kühlmitteltemperatur 32 °C« entgegenblinkt, denke ich nur: WARUM? Das ist so ziemlich das Letzte, das mich interessiert, wenn ich auf mein Cockpit gucke. Viel wichtiger wäre: In welchem Winkel muss ich ausparken, um nicht die drei Kilo Köterkacke in der Einfahrt plattzumanschen, wie viele Kartons Dunkelbier passen noch in den Kofferraum, ohne dass dieser über den Boden kratzt, und wie zur Hölle merke ich mir die Nummer der Zapfsäule vom Tankplatz bis zur Kasse? (»Die Vier, die Vier, die Vier … guten Tag, junge Frau, wo haben Sie getankt? Äh, Donnerstag!«)

Wie bin ich nur die letzten Jahrzehnte ohne diese Information klargekommen? Und wer braucht diese lästige, ständig piepsende Einparkhilfe – bei so viel »Mimimimi« dreht man sich höchstens erschrocken um, weil man denkt, Alice Weidel sitzt auf der Rückbank. Die einzige Hilfestellung, die ich beim Rückwärtseinparken brauche, habe ich selbst gebastelt: Wenn die umhäkelte Klorolle von der Heckablage fällt, weiß ich: Aha, ich bin am Bordstein.

Im Prinzip ist der Sterne-Verteilwahn ja nachvollziehbar, denn das menschliche Hirn will Dinge einordnen. Und gelobt werden, seien wir mal ehrlich, wollen wir doch alle. Wer würde seinem Kind schon sagen: »DAS soll ein Schiff sein? Das ist ja nur ein krummer Strich! Und das da oben ist eine umgekippte Drei, kein Vogel, du Dummerchen!?«

Aber der ständige Zwang, seine Persönlichkeit, sein Presswurstbrautkleid oder seinen Pipimann auf dem Marktplatz der Eitelkeiten dem öffentlichen Punkteverteil-Pfeilgewitter auszusetzen, ist wohl kaum der Weg zur besseren Ich-Version.

Vor 100 Jahren haben die Menschen mit Sicherheit nicht weniger gearbeitet. Sie haben sich oftmals den Buckel krumm geschuftet und sind abends hundemüde ins Bett gefallen – ohne Einschlaf-App. Die Knochen taten ihnen weh, aber ihr Mindset war nicht in ständiger Lauerstellung auf das Urteil anderer. Man hat sein Tagwerk erledigt und nicht ständig zum Nachbarshof geschielt, um zu gucken, wie Bauer Lemke wohl sein Feld bestellt.

Schließlich heißen die anderen ja »die anderen«, weil sie genau das sind: nicht wir. Und die anderen haben halt oftmals nur einen besseren Insta-Filter oder einen Porsche, der noch nicht abbezahlt ist.

Wer also ständig lamentiert »Ich bin so hässlich – alle anderen sind ja so viel schööööner als ich!«, der soll sich mal in ein Straßencafé setzen und 25 zufällig vorbeiziehende Passanten anschauen. Na? Will man wirklich mit ALLEN tauschen? Schon klar, geht nicht… vor allem, weil man gar nicht entspannt dort sitzen kann, wenn *Google Maps* sich lautstark bemerkbar macht und wissen will: »Sie waren im Eiscafé Venezia – wie war es?«

Wer vom Vergleichswahn profitiert, ist klar: Wenn wir keine Komplexe mehr haben, kaufen wir keine Shapewear. Wenn wir mit gesundem Menschenverstand erziehen, buchen wir keine Perfect-Parenting-Sessions. Und wenn wir uns als Nation gut finden, brauchen wir nicht die Erinnerungs-DVD »Deutschland – ein Sommermärchen«.

Klingt einfach, aber oft genug erwischt man sich ja selbst dabei, die Nuklearwaffe des Spießbürgers zu zücken: die Bewertungsoption.

Neulich etwa haben wir Pizza bestellt. Nicht nur, dass alles über eine Stunde später geliefert wurde als versprochen: Von vier Gerichten waren drei falsch, eines war ungenießbar, und die Getränke wurden komplett vergessen. »Na, warte, das gibt EINEN Stern auf *TripAdvisor*!«, zuckte es bereits in meinem rechten Zeigefinger. Dann aber dachte ich mir: Halt ein! Vielleicht war der Fahrer neu? Vielleicht hat ihm sein Auto nicht gesagt, wann es Zeit wird für einen Gangwechsel? Wenn ich jetzt einen Verriss schreibe, tun es mir vielleicht andere gleich und die Familienpizzeria muss für immer schließen? Dann wird Enzo zu Hause am Tisch sitzen und billigen Chianti trinken, der von Weinkenner96 auf *vinos.de* als fieser Fliesenleger-Fusel bewertet wird, seine Frau wird sich scheiden lassen, und er wird nicht mal mehr seiner Tochter die Hochzeitsreise bezahlen können, weshalb diese an einem TV-Wedding-Contest teilnehmen und sich dort von anderen Lurex-Ludern für ihr Brautkleid von *Clockhouse* rechtfertigen muss ... will ich das wirklich?

Also habe ich mir gesagt: Nee, nee. Lass das mal schön bleiben. Sei mal nicht so streng. Ein Anruf beim Ordnungsamt tut's auch.

Und? Wie fanden Sie diesen Text?

(bitte entsprechende Option ankreuzen)

Sabine B.
☐ ★★★★★ **Kurzweilig, knackig, kritisch**
Ich finde das Kapitel wunderbar: geistreich, leicht augenzwinkernd, ausgewogen komponiert. Vor allem, weil ich es selbst geschrieben habe.

Erna P.

☐ ★★★★⋆ **Einwandfrei**

Der Text wurde in optimalem Zustand geliefert, er hat genauso viele Seiten wie angegeben, was will man mehr?

Skrollan Kallersjö

☐ **Na ja…**

★★★⋆⋆

Stellenweise ganz lustig, habe aber bei dem *IKEA*-Witz aufgehört zu lesen, solche Gags sind doch so was von vorletzte Witz-Saison.

Lady Fanny aus Omaha

☐ **Enttäuschend**

★★⋆⋆⋆ Dieser Text hat nix mit Yoga zu tun, ich fühle mich als Kundin nicht ernst genommen – werde nichts mehr von dieser Autorin lesen.

Evelyn Bode-Drecki

☐ **Unterirdisch!!!**

★⋆⋆⋆⋆ Beleidigend, am Thema vorbei, viel zu viel Geschwaller, schlecht recherchiert und nicht mal Witze über sächsische Hormonyoga-Leugner – Anzeige ist raus!

Leise raschelt's im Blätterwald:
Leselavendel für Agrarromantiker

Lange Zeit waren Zeitschriften nicht aus deutschen Haushalten wegzudenken: Die *Hörzu* lag auf jedem Wohnzimmertisch, die *P. M.* sollte technisches Interesse vorgaukeln, und falls man mal die Hautcreme wechseln oder einen neuen Gartenhäcksler anschaffen wollte, kam vorsorglich jeden Monat das Heftchen der *Stiftung Warentest* ins Haus.

Inzwischen hat sich bei den bunten Blättern ein Funktionswechsel abgezeichnet. Die Devise lautet: Meditation statt Information.

Nicht erst seit man in Arztwartezimmern aus Angst vor labberigen Lesezirkel-*Bunten* und griffelverseuchten *Galas* keine Zeitschriften mehr vom Grabbeltisch nimmt, kommen einem Titel wie *Couch* oder *Carpe Diem* gerade richtig: Die kauft man sich guten Gewissens nur für sich selbst, und damit hat man auch schon die Kernaussage gleich erfasst.

Beinahe täglich scheinen neue Mystic-Mags aus dem ungedüngten Blätterboden zu sprießen, die den Betrachter nicht mit Infografiken und Analysen überfrachten, sondern ihm ihre Botschaft direkt ins Gesicht schmeicheln: Hier geht's nur um DICH.

Auf dickem, griffigem Papier liefert etwa das hochpreisige Magazin *Flow* Sinnsprüche wie »Gib deinen Gedanken Raum« und fordert mit selbstklebenden Tattoos zur Selbstfindung auf. Thematisch geht es um die Rückkehr der Jute-Tasche, die Freuden des Irgendwo-in-einen-See-Springens, wenn man denn gerade einen zur Hand hat, oder um achtsamen Sex. Es gibt Portraits von Psychiatern, die nach Selbstmitgefühl, und Kräuterfrauen, die nach Huflattich suchen.

Dazu ein Layout aus üppigen Kunstblumenbildern wie im Schlafgemach der Madame Pompadour, versetzt mit handverschnörkelten Headlines, die einen optisch noch mehr verwirren als ein Maxirock von *Desigual*. Wem das alles zu anstrengend zu lesen ist, der malt ein Bild aus, in dem sich eine Frau, Achtung, Klischee-Alert at its best, im »Stay healthy, stay calm«-T-Shirt einen Smoothie macht. Wäre der *Playboy* so selbstironisch, würde er Rätselmalbilder drucken, auf denen man mit Zahlen gekennzeichnete Punkte verbinden muss, und am Ende 'ne nackte Frau raus.

Ähnlich bunt und emotional überladen ist die Zeitschrift *happinez* mit dem schönen Motto: Liebe dich selbst und du bist nie allein. Weise Worte, denn wer Orakelkarten zum Heraustrennen braucht, die selbst für *Astro-TV* zu hässlich wären, der hat wohl auch nicht allzu viele Freunde. Dazu kommen Berichte über Einhörner und buddhistische Gelehrte, Reiseberichte über heilende Wälder und andere Kraftorte, textlich garniert mit Sinnsucher-Konfetti: »Es gibt zwei Quellen, die hier entspringen. Als ich das erste Mal aus einer trank, musste ich weinen. So erfüllt war ich von Glück.«

Kurz, jede Menge redaktionelles Beiwerk für *Frosch-*

Reiniger und *Medihemp*-Tropfen. Wenn man jedes Mal so ein Pinnchen Hanfextrakt auf die Wörter »heilsam«, »bewusst« und »glücklich« trinken würde, wäre man nach zwei Minuten so tiefenentspannt wie das gesamte Woodstock-Lineup.

Noch ein wenig einfältiger präsentiert sich die *Laura Spirit*, die *Bild der Frau* für Hobby-Handleserinnen. Dieses bunt zusammengeklatschte Besserfühl-Blatt bekräftigt sofort den Eindruck: Esoterik ist, wenn die Cellulite vom Arsch ins Hirn wandert. Auch im Niedrigpreissegment tummeln sich hemmungslos himmlische Botschaften und jede Menge Heilstein-Hokuspokus. Nena bekennt, dass sie Jesus toll findet, und Veronica Ferres hatte eine Nahtoderfahrung in Marokko – da fragt man sich: Was hat sie getan, sich bei Tageslicht abgeschminkt?

Selbst der skandinavische Einrichtungstrend *Hygge* kommt nicht mehr ohne eigene Zeitschrift aus. Hygge heißt im Dänischen und Norwegischen so viel wie »gemütlich«, »angenehm« oder »geborgen«. Die gleichnamige Zeitschrift bietet dementsprechend Reetdach-Romantik als Bahnsteiglektüre. Auf dem Cover sehen wir Menschen in naturnahen Textilien, die auf Pusteblumenwiesen oder in Hängematten liegen. Neben dem ewigen Relaxen sind diese Skandinavier aber auch sehr unternehmungslustig und werfen sich gerne den Holzklappstuhl über die Schulter, um mit ihren Lieben die paar Meter runter zum eigenen Bootssteg zu tappen. *Hygge* ist eine Art *Ferien auf Saltkrokan* zum Abonnieren, auch wenn diese Insel in Schweden liegt. Was soll's, die da oben im Norden sind doch sicher *alle* total gastfreundlich und backen für unangemeldeten Besuch jederzeit sofort frische Zimtschnecken, noch bevor dieser sagen kann: »Och, habt ihr es aber hyggelig hier!«

Da ist klar, dass »die da oben« zum Sehnsuchtsmenschenbild der Deutschen avanciert sind. Schade nur, dass es dort keine Zeitschriften gibt, auf denen Dortmunder Camper auf bunten Klappstühlen in ihrer traditionellen Nr.-1-Relax-Position abgebildet sind, die da heißt: Mit den Händen Kartoffeln schälen und die geschwollenen Füße derweil in Eiswasser tauchen. Und das, wo wir doch auch so ein schönes Wort haben, das es nur in unserer Sprache gibt: Fremdschämen.

Doch die geschilderte Idylle ist noch längst nichts gegen die Königin der Runterkomm-Revuen, die große alte Dame der inszenierten Ereignisarmut: die *Landlust*. Jenes gedruckte Kirschkernkissen, das inzwischen erfolgreicher ist als der *Spiegel*. Vor allem, weil der Textanteil deutlich geringer ist.

Alles ist in warmen, harmonischen Tönen gehalten, Balsam für unsere strapazierten Augen, die ja sonst nur noch seelenlos starrende Punkte inmitten einer stets blinkenden Hightech-Welt sind.

Ein Kontrast zu unserer hektischen Welt soll das Blatt sein, in der uns auf der Höhe der Zeit ganz schwindelig wird und in der viele Menschen schon parallel an zwei Getränkeautomaten ihre Flaschen einwerfen, weil sie die zwei Sekunden zwischen Reinwerfen, Zerstören der Flasche und Blinken des grünen Lichts nicht mehr abwarten können.

Das Segment Rustikalromantik ist hart umkämpft: *Land-Idee*, *Mein schönes Land*, *Land und Leute*, *Liebes Land* und gefühlte hundert weitere Fachwerk-Fachorgane versuchen, ein bisschen handgeschlagene Sahne vom Erfolg abzuschöpfen, schaffen es aber nicht, das Simple so auf seinen innersten Kern runterzubrechen wie das Original. Denn nur die *Landlust* vermag es, einen Artikel über Rübenernte mit »Rübenernte« zu betiteln. Keine ironischen Überschriften, keine altbackenen Alliterationen, sie sagen es einfach, wie es ist. Am besten im beruhigenden Passiv. So als wären wir nicht die Ausführenden, sondern würden uns dem Lauf der Dinge und der natürlichen Ordnung genügsam fügen: Der Weidenkorb *wird* geflochten. Das Holzschaukelpferd *wird* bei Zacharias-Maximilian-August ins Kinderzimmer gestellt. Der Wirsing-Pastinaken-Stampf *wird* in den Ausguss gekippt.

Und eine Fotostrecke wird ganz unspektakulär »Im Morgengrauen« überschrieben, offenbar eine Sehnsuchtssituation für jeden Gleitzeit-Arbeitnehmer. Es passiert einfach: nichts. Die ganze *Landlust* steht quasi in Sachen radikale Ereignislosigkeit jedem *ARD-Extra* zur Corona-Lage in nichts nach.

»Novemberstimmung im Sauerland« heißt ein weiteres Zeugnis der wiederentdeckten Einfachheit. Beim Anblick der Bebilderung bekommt man sofort Lust, sich in seinen SUV zu setzen, nach Iserlohn-Letmathe zu fahren und dort auf seinen Tod zu warten.

Überhaupt, die Bilder: Hocker aus Baumscheiben. Lavendelfelder. Wildpferdeherden. Wiesenkräuter in wunderhübsch abgeblätterten Kupferkannen.

Das einzig überraschende Moment dürfte die Erkenntnis sein: Oh, die Gurke wächst also OHNE Plastikfolie aus der Erde? Padautz!

Menschen kommen in der *Landlust* kaum vor. Und

wenn, dann in Lodenwesten oder Strickjacken mit Nach-machanleitung. Immerhin, eine angenehm unaufdringliche Alternative zum Figur-Bashing der gängigen Fashion-Blättchen, wo es stets um Bodyshaming und »Wem steht's besser?«-Vergleiche geht. Würde ja auch in der *Landlust* nicht so richtig funktionieren:

»Birte, 48, aus Billerbeck trägt ihren Wintermantel aus Sackleinen mit Biberfellbesatz. Svantje, 51, aus Wipper-fürth kombiniert ihn mit Ganzkörperstulpen aus unge-färbter Baumwolle mit durchgehender Kork-Knopfleiste. Es gedeiht keiner der beiden zum Vorteil.«

Der Bauernhof muss herhalten für ein Sinnbild von Muße, nach dem sich Ein-Zimmer-Apartment-Bewohner in Berlin-Mitte sehnen. Wirklich in einem Gutshaus in der Lausitz logieren, das will natürlich niemand, schließ-lich muss man hier ja jeden Nagel erst mal vom Denk-malschutz genehmigen lassen, bevor man seine gerahmte Handlettering-Bauernregel an die Wand hängen darf (»Wenn's im Oktober friert und schneit, dann ist der *Bo-Frost*-Mann nicht weit!«).

Was soll man denn auch in der Pampa, wenn man spon-tan Lust hat, die Brokatbordüren auf Seite 92 nachzunä-hen und weit und breit kein Kreativmarkt ist? Und wo man erst mal 80 Kilometer mit dem *VW Tiguan* durch den Morast knattern muss, um die neueste *Landlust* am Kiosk zu erstehen?

Würde hier ein realistisches Bild der guten alten Zeit abgebildet, hätte hier niemand Zeit, Fahrradklingelhau-ben aus Filz zu fertigen. Stattdessen würden hier drei Generationen auf 15 Quadratmetern wohnen, und der Säugling würde in seiner Bauernwippe vor sich hin schaukeln, während Mutter und Oma auf dem Feld die Ernte einfahren. Oder gehört ein solches Bild etwa mit zur Sehnsuchtsvorstellung?

Und noch eine Fragestellung tut sich beim Durchblättern der lustvollen Langsamkeitslektüre auf: Wie arbeiten die Macher eigentlich? Schwebt dort auch ein ständiger Entschleunigungszwang durch die Redaktionsräume? Wahrscheinlich hört man hier nie den Satz: »Mechthild, das muss heute noch in die Schlusskorrektur, sonst sitzen wir wieder alle am Wochenende hier!« Stattdessen wohl eher: »Oh Sören! Diese herbstlichen Fallobst-Impressionen haben mich ein Stück weit näher zu mir selbst gebracht! Ich werde sie besonders liebevoll ins Layout gleiten lassen, auch wenn mir das kostbare Zeit auf der Sonnenuhr meines Lebens stiehlt!«

Egal, welches früher-verherrlichende Fachblatt man auch in die Hand nimmt: Man wird sofort von nebligen Bergwipfeln und Weidenkätzchen in Porzellankaraffen eingelullert. Da tauscht man doch gerne sechs Euro gegen das gute Gefühl: Die Welt ist schön, und ich muss sie nicht ändern. Klar, man hat schon mal was gehört von Fracking, Eisbärsterben und brennenden Regenwäldern. Das geht nicht spurlos an uns vorbei. Vielleicht gibt's ja dazu in der nächsten Ausgabe ein schönes Ausmalbild?

Helden der Entspannung: Wer hat's gesagt?

Zitate von Anti-Stress-Helden, die einen in jeder Lebenslage beflügeln. Oder zumindest kurz davon ablenken, dass alles gerade ziemlich kacke ist.

1. »Guck's dir an, ich bin der Geilste!«	a) Pippi Langstrumpf
2. »Wodka ist ein Hobby.«	b) Karl Lagerfeld
3. »Für unter 10.000 Dollar am Tag stehe ich erst gar nicht auf.«	c) Oscar Wilde
4. »Je älter ich werde, desto älter möchte ich werden.«	d) Alfred Tetzlaff (»Ein Herz und eine Seele«) zu seiner Frau Else
5. »Ich bin gerne der Einzige, der redet – das erspart Zeit und verhindert Streitereien.«	e) Linda Evangelista
6. »Wenn einer von uns beiden stirbt, mach ich mir ein schönes Leben!«	f) Rose Nyland (»Golden Girls«)

7. »Faulsein ist wunderschön, denn die Arbeit hat noch Zeit.«

8. »Kein Mensch ist so beschäftigt, dass er nicht die Zeit hat, überall zu erzählen, wie beschäftigt er ist.«

9. »Finde etwas, das du nicht kannst, und mache es dann nicht.«

10. »Schreiben Sie's auf, ich beschäftige mich später damit.«

11. »Wenn man beginnt, seinem Passfoto ähnlich zu sehen, sollte man in den Urlaub fahren.«

12. »Ich habe mich dazu entschieden, glücklich zu sein, weil es besser für meine Gesundheit ist.«

13. »Stress? Das kenne ich nicht, ich kenne nur Strass.«

14. »Glück ist für mich, wenn mir keiner auf den Sack geht.«

g) Hans Immer (»Didi, der Doppelgänger«)

h) Ephraim Kishon

i) Robert »Schweinderl« Lembke

j) Gordon Shumway

k) Klaus Kinski

l) Voltaire

m) Keith Richards

n) Porno-Produzent Franky (»Bang Boom Bang«) ca. 20 Minuten vor seinem gewaltsamen Tod

Auswertung: 1n, 2f, 3e, 4m, 5c, 6d, 7a, 8i, 9j, 10g, 11h, 12l, 13b, 14k

Alle richtig:
Sauber. Sie kennen sie alle und haben von den besten gelernt.

Ein paar richtig:
Auch gut. Denken Sie dran: Sie sind gut, so wie Sie sind, und sollten Ihre Tageslaune nicht von dämlichen Tests diktieren lassen.

Alles falsch:
WTF. Sie haben in Ihrem Leben keine Minute mit seichter Trashkultur verschwendet, sondern sich lieber bei Marcel Proust und Zwölftonmusik entspannt. Respekt!

Yes? No way! Sag »Ja« zum bösen N-Wort

Entspannung, so las ich mal in einem Lifestyle-Magazin, ist die Kunst des Weglassens. Das gilt vor allem für die Sprache. Viele unsinnige Wörter sollte man ganz einfach aus seinem Wortschatz streichen. Ich denke nicht nur an solche Schwachmaten-Schwurbeleien wie »Tierwohl-Label«, »Lieblingsmensch«, »nicht notwendigerweise« oder »verschlimmbessern«. Nein, es sind ja bekanntlich die kleinen Dinge im Leben, auf die es ankommt, und da sollte man vielleicht erst mal ein winziges Wörtchen aus seinem Vokabular streichen: das harmlos wirkende, aber im Übermaß geäußerte, meist problemebefeuernde Wort »ja«. Vor allem dann, wenn man eigentlich »nein« meint. Eine eigene Meinung ist ja gut und schön, aber muss man die auch dauernd äußern? Paradebeispiel Friseur. Dort wird einem stets mit äußerster Selbstverständlichkeit entgegengeflötet: »Wir nehmen ein Pflegeshampoo, nicht?« Wer würde da sagen: »Nö, ich will aber ein normales Shampoo.« (Das seinen Dienst sicher genauso gut verrichtet, nur nicht für vier Euro pro Möwenschiss-Portion.) Man will ja nicht geizig erscheinen und schon gar nicht als Körperpflege-Banause rüberkommen. Und so kommt es schließlich, dass man auch noch den Ultra-Farb-Festiger und eine dicke Wolke klebriges »Hält bis zu zwei Monate«-Spray mitnimmt, nur um möglichst schnell unerkannt nach Hause zu sprinten und sich den Kopf zu waschen.

Selbst anonym am anderen Ende der Telefonleitung, bei schmalzigen, bis in die Hacken trainierten Verkäufern, die einem sonntagnachmittags zur Kaffeezeit ein »völlig unverbindliches 14-tägiges Probeabo der Fachzeitschrift »Alte Obstsorten neu entdeckt« aufschwatzen wollen, ohne Verpflichtungen und sogar mit einem Vierfarb-Kuli als kleine Prämie!, da kriegt man es manchmal einfach nicht raus, dieses kleine Wort und stammelt ein »Öh, ja, schicken Sie mir mal Unterlagen, von mir aus, ja«, statt es freiheraus herauszusagen: »Ich hasse Obst! Wenn ich was Gammeliges sehen will, gucke ich mir meine Oberschenkel im Neonlicht an!« Oder notfalls auch ein schlichtes: »Nein, danke.«

Manchmal scheint es mir, als wäre ich als Kind vor dem »N-Wort« ferngehalten worden wie vor Hundedreck: »Nein, sprich es nicht aus, das ist ›Bah‹!« Und gerade als Frau soll man ja immer schön lieb sein, nicht anecken und von allen gemocht werden. Tief im Innersten wissen wir natürlich, dass das sexistischer Bullshit ist, aber sehen wir uns doch mal um: *Ja!* heißt die wunderbar preisgünstige Marke im Supermarkt. In der englischen Variante dieses Wortes werden kleine leckere Kuchen feilgeboten. Das melodische Präfix »Yeah, yeah, yeah« in dem Song *She loves you* bekräftigt, dass eine gewisse »Sie« jemanden liebt, obwohl nicht überliefert ist, ob dieser Jemand ein zärtlich fürsorgender Familienvater oder ein seit 20 Jahren im Knast sitzender Hell's Angel ist, der Brieffreundschaften mit vom Helfersyndrom betroffenen Hausfrauen führt. Den Song »No, no, no, no, no, no,

no, no, no, no, no, no, there's no limit!« können dagegen heute nur noch übrig gebliebene Eurodance-Freaks
summen (was aber auch am leichten Charismavorsprung
liegen könnte, den die *Beatles* im Vergleich zu *2 Unlimi-
ted* hatten).

Und weil wir dieses kleine, doch eigentlich recht einfach
auszusprechende Wörtchen gerne vermeiden, haben wir
das Haus voll mit Kaffeetassen und Duftlampen (»Gefällt
sie dir wirklich?«), können vor gelben Gardinen kaum
noch nach draußen sehen (»Äh, ich darf doch rauchen?«)
oder sitzen in der 2-Zimmerwohnung ein Dutzend nacht-
aktive Chinchillas (»Wenn sie Mühe machen, kann ich
alle 14 auch ins Tierheim geben. Auch das Blinde!«). Man
hört auch immer wieder von Fällen, in denen ein unüber-
legt gemurmeltes »Ja!« schon dazu geführt hat, dass man
den Rest seines Lebens einen lebenden Jogginganzug
daheim auf der Couch sitzen hat, der alle paar Stunden
nach mundgerecht eingeteilter Nahrung und gekühlten
Getränken verlangt.

Warum eigentlich? Andere sagen es ja auch. Und da
denkt man auch nicht: »Was für ein unfreundliches, aso-
ziales Wesen«, sondern konstatiert anerkennend: »Ah, ein
selbstbewusster Zeitgenosse, der sich so klar artikuliert,
damit er von seiner Umwelt nicht missverstanden wird.«

Schade, dass es so lange gedauert hat, diese simple
Wahrheit einfach mal zu begreifen. Dabei ist es doch so
einfach: Nein-Sager und Vegetarier sollten sich nicht dauernd rechtfertigen müssen.

Gut, es war schon ein bisschen peinlich, den Kurs »Ver-
neinen für Konfliktvermeider« an der VHS Wipperfürth
zu besuchen, zumal ich dort eigentlich am Bastelkreis

»Duftstempel gegen Desorientierung« teilnehmen wollte, mich aber in der Tür geirrt hatte.

Und was soll ich sagen, was für eine Erfahrung! Die Kursleiterin kam direkt zur Sache: »Hallo zusammen, hört mal alle her: Sagt nicht »ja«, wenn ihr »nein« meint, schönen guten Abend!« Das habe sogar ich sofort begriffen.

Also zog ich ihn vor dem Badezimmerspiegel durch, meinen persönlichen Kurs »Elementares Kommunikationstraining«: »Nnnnn« probte ich und zog schon bald gekonnt ein »eeiii-nnnn« hinterher. Ich übte dazu auch Kopfschütteln und stellte dabei fest, dass meine neue Fransenfrisur nicht so gut fiel wie sonst. Hätte ich mir doch nicht diese doofe, das Haar schwer machende Kurpackung aufschwatzen lassen! Das heizte mich an, und ich fuhr in die Stadt, um nahtlos zum Praxisteil überzugehen.

Erst wollte es nicht so richtig klappen, denn die Frage – »Muss ich wirklich das Auto nehmen?« – beantwortete ich mir routinemäßig mit »ja«. Aber noch bevor die Verkäuferin an der Kasse den Mund aufmachte, schrie ich aus vollem Halse: »*Nein*, ich habe *keine* Kundenkarte! Wenn Sie in der Lage sind, 10 Prozent Rabatt zu gewähren oder tolle Aktionen wie ›Wenn sie 7 Teile kaufen, können sie 5 davon 3 Tage länger umtauschen‹ anzubieten, dann doch bitte an alle Kunden und nicht nur an die, die bereit sind, Ihnen Auskunft über Geburtstag, Cholesterinspiegel und Zahl der unterhaltspflichtigen Kinder zu geben!«

»Sind Sie übergeschnappt?«, fragte ein Kunde hinter mir. »Ich?«, entgegnete ich, und während vor meinem geistigen Auge ein triumphierendes »YES, YES, YES!« vorbeizog, raunte ich so beiläufig wie möglich: »Nein.«

Sie haben den vorherigen Text nur so halbherzig gelesen, weil Sie gerade mit der einen Hand Hundefutter für den Pflegedackel öffnen und mit der anderen die Klassenarbeiten Ihrer an Schnupfen schwersterkrankten Kollegin mitkorrigieren?

Hier noch mal der Schnellkurs zum Nein-Sagen:

~~*Vielleicht!*~~
~~*Sonst gerne.*~~
~~*Normalerweise schon, aber …*~~
~~*Es tut mir wirklich leid.*~~
~~*Weil du es bist.*~~
Nein!

Birth, School, Work, Death oder Eine kurze Geschichte der Zeiträuber

Ich erinnere mich noch sehr gut an den ersten Klassenpflegschaftsabend meiner Tochter. Nicht nur daran, dass ich bei der Fahrdienst-Vergabe für den Zooausflug bewusst Löcher in die Luft gestarrt habe. Nein, besonders in Erinnerung geblieben ist mir ein Schild: Zwischen Wasserfarbigeln und Fotos vom Erntefest hing eine unübersehbare Liste mit den Namen einiger Schülerinnen und Schüler, die in mahnenden Großbuchstaben mit der Überschrift ZEITRÄUBER versehen war. Das war der Pranger, an den man jene Ben-Jonasse und Jana-Milenas stellte, die angeblich etwas zutiefst Unsoziales getan haben: Sie haben den anderen mit ihren Faxen ihre wertvolle Zeit geklaut. Als ob man irgendein Kind mit dieser Bezeichnung einschüchtern könnte. Welcher Sechsjährige würde schließlich denken: »Oh, ich Tor, ich habe den Unterricht gestört und somit wird es länger dauern, bis sich meine Mitschüler sicher im Zahlenraum von eins bis zwanzig bewegen und isolierte Buchstaben für sie zu Sinneinheiten werden.«?

Denn als Kind hat man alle Zeit der Welt. Ein Zustand, den sich dieses spätestens 25 Jahre später mühevoll und kostenintensiv zurückholen muss.

Bevor es so weit ist, wird das Kind morgens verschlafen

von der Nanny geweckt, singt lustlos im Dunkeln den Biorhythmus ignorierenden Guten-Moooorgähn-Choral mit 35 Mitschülern, bleibt bis 16:30 Uhr in der Schule, hechelt montags zur Logopädie und donnerstags zur Ergotherapie, weil die Natur anscheinend nur Scheiße baut, reist in den Sommerferien ins Sprachcamp, um verhandlungssicheres Englisch zu lernen, zum Geburtstag geht's mit dem Speed Pass durchs *Phantasialand,* und wenn am 18. Geburtstag alle Verwandten sagen »Kind, wo ist denn nur die ZEIT geblieben?«, heißt es nur: »Aus dem Weg, ich muss noch packen!« Nach dem Abi will man ja noch schnell zum Kurzzeitfreiwilligendienst. Vier Wochen in Nepal die Welt retten, gerne was mit Waisenkindern oder Tieren, nur bis zum Semesterstart wieder hier sein, mit 23 Jahren fertig studiert und dazwischen sieben unbezahlte Praktika, ein paar Jahre arbeiten und dann am besten noch vor 30 eine Familie gründen, die Uhr tickt ja so laut wie der Glockenturm des Ulmer Münsters.

Ja, und dann dauert es nicht lange, bis auch dieses namenlose Beispiel-Kind wieder in einer Grundschulklasse sitzt, beim Elternabend der 1b, und nervös mit dem linken Bein wippt, weil es weiß, dass es die nächsten 60 Minuten nicht ans Handy gehen darf, und in die Runde blafft, ohne vorher den Arm gehoben zu haben: »Frau Lüders-Riemer, wie kommt es denn, dass die 1c in Mathe schon mit der Hundertertafel arbeitet und unsere Klasse noch nicht? Ach ja, und können wir schon drei Tage vor den Sommerferien in den Urlaub fahren, wir haben da so ein super Wellness-Angebot auf den Malediven, und der Elvin ist ja Klassenbester?«

Dann lässt man sich in einem Luxus-Retreat die Füße

massieren und die Seele einrenken, ja, die haben's echt drauf hier, und glaubt, dass wir uns das wert sein sollten, weil wir ja schließlich 50 Wochen im Jahr täglich 14 Stunden arbeiten. Müssen wir ja auch, um uns auch die nächsten High-Class-Holidays leisten zu können.

Zwischendurch begeben wir uns auf Sinnsuche zu Heilberatern, die uns sagen, dass wir nur noch durch den Bauch ein- und das linke Nasenloch ausatmen sollen, und Personality-Coaches, die uns vorschlagen, doch von Banker auf Bäcker umzuschulen. Und dann spüren wir uns auf einmal selbst und fangen an, über die großen Fragen des Lebens zu sinnieren: Nehme ich zur Arbeit den ICE, der 30 Euro teuer ist als der Regional-Express, mich aber eine Stunde schneller zu dem Job bringt, den ich eigentlich hasse? Leiste ich mir eine Putzfrau, für die ich jedes Mal erst mal drei Stunden die Wohnung freiräumen muss, bevor diese leichtfüßig einmal feucht durchwischt und den Gummibaum abswiffert? Wie hole ich die verlorene Zeit auf, die ich täglich mit der *DHL*-Sendungsverfolgung verbringe?

Und während wir so mit dem *DeLorian* durchs Leben rasen, schalten wir tunlichst das Autoradio um, wenn Otis Redding singt. Was soll das, warum musste der sein Home in Georgia verlassen und wieso sitzt der da einfach so am Dock Of A Bay rum und verschwendet seine Zeit? Mach mal was Ordentliches, hier, die Godfathers, geile Nummer: *Birth, School, Work, Death*! Yeah! Da kann man so richtig drauf abgehen!

Hups?! Wo kam *der* denn auf einmal her? Ich hatte doch Vorfahrt? Und – wer bist DUUU denn? Der Schnitter? JETZT schon? Aber ich bin doch erst … fünfundachtzig? Soll das wirklich schon alles gewesen sein? Okay, ich komm gleich, aber kann ich noch eben schnell meine goldene Milch austrinken? Hoffentlich findet meine Familie auch die Unterlagen für die Express-Beerdigung! Kinder... die sind im grüüüüünen Ordner...!

Und dann leuchtet auf einmal grell-gleißendes Licht auf, das wir bisher nur von unserer von September bis April aktivierten Tageslichtlampe kannten, und eine unbekannte Stimme fragt uns: Na, was hättest du im Leben anders gemacht?

Dann gehen wir ein letztes Mal in uns und stammeln schließlich mit kaum vernehmbarer Stimme:

Na ja, wenn ich so drüber nachdenke... eine Sache bereue ich schon. Ich hätte mich mehr an das Motto halten sollen: »Wer morgens früh aufsteht, hat tagsüber mehr Zeit zum Schlafen.«

Meditation für Menschenhasser:
Sieben Tage im Tea-Bed

Kennen Sie das? Es gibt so Tage, da hat man ein derartig erhöhtes Aggressionslevel, dass man sich ständig vorkommt wie beim Vorsprechen für *Frauen am Rande des Nervenzusammenbruchs.*

Bei mir war das letzte Woche mal wieder der Fall. Ich versuche immer herauszufinden, an welchen Tagen ich diese gesteigerte Reizbarkeit aufweise, um vielleicht schon im Vorfeld dagegensteuern zu können. Sind es die Kapriolen des sich langsam verabschiedenden Restzyklus, der mal wieder die Hormone Techno tanzen lässt? Ist man vielleicht einfach mit dem falschen Bein aufgestanden – nämlich dem, das barfüßig in dem nächtlich ausgewürgten Katzenhaarklumpen gelandet ist? Oder steht der Mond gerade im siebten Haus, und aus dem Radio dröhnt gerade in voller Lautstärke *Dance Monkey?*

Als ich die Spur des Unwohlseins analytisch zurückverfolgte, stellte ich fest: Es fing offenbar alles beim Bäcker an. Da habe ich morgens noch gut gelaunt meine Bestellung aufgegeben: »Tach, zwei Normaaale bitte.«

Die Intonation ist bei diesem Satz ja ganz wichtig. Wenn man, sagen wir mal, zwei normale Brötchen und vier andere Sorten will, darf man nämlich nicht nur sagen: »Zwei Normaaale.« Hier lässt zwar die Betonung

der zweiten Silbe schon darauf schließen, dass der Bestell-
vorgang noch nicht beendet ist, aber man muss verflixt
aufpassen, dass die Verkaufskraft nicht sofort eine kleine
Tüte schnappt, in die eben auch nur zwei hineinpassen.
Und das gibt immer nur Ärger, so wie heute Morgen:
»Ach, Sie wollen noch mehr? Sagen Sie das doch gleich!«

»Ja, sorry, wenn Sie meine Satzmelodie nicht richtig
interpretieren können... wenn ich *nur* zwei Normale gewollt hätte, hätte ich die Stimme am Ende der Bestellung
abgesenkt und nicht merklich angehoben. Ist doch nicht
so schwer, oder?«

Aber an diesem einen denkwürdigen Tag letzte Woche
war alles anders. Es begann eigentlich ganz vielverspre-
chend. »Zwei Normaaale«, fing ich an, worauf die Schrip-
penschwingerin meiner Betonung folgend zwei Brötchen
in eine sehr große Tüte packte. Aber dann kam das Wort,
das mich eine ganze Woche aus der Bahn werfen sollte.
»WEITER!«, blökte sie mir streng ins Gesicht. Ich drehte
mich um. Stand hinter mir vielleicht eine Schulklasse, die
sie wegen mangelndem Mindestabstand schnell aus der
Backstube herausgeleiten wollte? Nach dem Motto »Venga,
venga, es gibt hier nichts zu sehen!«? Fehlanzeige. Dann
wurde mir klar. Sie meinte: »Was darf's sonst noch sein?«
Sie hätte auch einfach ein fragendes »Jaaa?« anfügen können, das wäre wesentlich schneller, weil einsilbig gewesen,
aber nein, sie entschied sich für ein »WEITER!« im scharfen
Verkehrspolizistenton. Das war mir neu. »Ähm, ach packen
Sie noch vier andere normale mit ein, das geht schneller!«

»Okay, noch vier Goldstücke...«, konnte sie es nicht
lassen, mich zu verbessern und ergänzte tonlos »eins achtzig«.

Ich reichte ihr unverzüglich einen Fünf-Euro-Schein rüber, und zwar mit der lautstarken Order: »Drei zwanzig zurück, aber ZACK, ZACK!«

Das musste es gewesen sein. Nach so einem Start in den Tag, der einen geradezu dazu zwingt, sein Frühstück im Stehen einzunehmen und die Kinder anzuschreien, obwohl sie schon längst in der Schule sind, war mein Aggro-Level dauerhaft auf Bushido-Niveau.

Wie sollte ich da jemals wieder runterkommen? Nervös wischte ich auf meinem Handy rum, aber ich sollte keine Zerstreuung finden. Nur verpasste Anrufe, und 17 E-Mail-Newsletter, von denen ich mich seit Jahren abmelden will, aber nie die Zeit dazu gefunden hatte. Das sagt ja wohl alles.

Auf einmal materialisierte sich vor meinen zuckenden Augen wie eine Papaya-Plantage nach tagelangem Durch-die-Wüste-Robben in meiner Timeline eine Anzeige meiner Krankenkasse: »Entspannt und mental stark durch den Tag! Jetzt GRATIS die neue Meditations-App *7Mind* downloaden!«

»Jawoll!«, dachte ich, das ist sicher ein Zeichen. Professionelle Anleitung zur Einkehr! Wissenschaftlich fundiertes Relaxans für die rotierende Rübe! *Free Your Miiiiind, The Rest Will Follow!* Ich klickte auf Einloggen und wurde sogleich nach meinem Passwort gefragt. Puh, mein Krankenkassen-Online-Passwort? Wann habe ich das denn das letzte Mal benutzt? Als ich die Mutter-Kind-Kur-beantragt habe, die mir danach beim bloßen Einsenden eines Passfotos ohne weitere schriftliche Erklärungen genehmigt wurde? Das ist über zehn Jahre her!

Ich kramte in Notizbüchern und Ordnern, denn irgendein unpraktisch veranlagter Sicherheitsfreak hat mir mal verraten, dass man seine Passwörter nicht alle an einem Ort aufbewahren soll. Der hat's wohl auch noch nie so nötig suchen müssen wie ich jetzt... Endlich finde ich es auf der Rückseite eines Bons von *Ernstings Family*. DA hätte ich ja mal draufkommen können. Ich tippte:

Sabine

IHR PASSWORT IST NICHT KORREKT.

Okay, es könnte noch die andere, etwas ausgeklügeltere Variante sein, die ich für alle anderen gängigen Konten benutze. Also klackerte ich:

Sabine 1

IHR PASSWORT IST NICHT KORREKT.

Alles klar. Dann KONNTE es nur mein Hochsicherheitspasswort sein.

X35/-51+6/X36

Die Geheimformel aus dem Jerry-Lewis-Film »Der Agentenschreck«, die ich gefesselt und gefoltert noch auswendig könnte. Nur nicht, wenn ich morgens bei Bäcker Miesepeter einkaufen war.

IHR PASSWORT IST NICHT KORREKT. Passwort vergessen? *Hier* klicken.

Ich klickte brav und forderte ein neues an. Dann starrte ich alle zwei Minuten auf mein Handy. Nix. Nada. Niente. Als es nach 20 Minuten immer noch nicht da war, rief ich bei der Krankenkasse an und gelangte sofort in die obligatorische Warteschleife:

Guten Tag. Leider befinden sich gerade alle unsere Mitarbeiterinnen und Mitarbeiter im Wachkoma. Sie stehen an 23.467ter Stelle. Vielleicht möchten Sie bis dahin noch eine Reise nach Indien unternehmen und dort nach ayurvedischer Tradition das langsame Rückwärtszählen im Vierfüßlerstand erlernen? Sie können uns Ihr Anliegen auch mittels einer westafrikanischen Djembe trommeln. Morgens von 5.30 bis 5.45 Uhr werden diese Nachrichten von einem Schülerpraktikanten im Karwendelgebirge abgehört.

Als sich schließlich jemand meldete, erschrak ich mich fast zu Tode. »PASSWORT!«, schrie ich in den Hörer. »Ich brauche mein PASSWORT! JETZT!«

»Kein Problem«, sagte die freundliche Stimme am anderen Ende, »wir schicken es Ihnen gerne per Post zu!«

Per POST? In welchem Jahrhundert leben die denn?

»Bitte, NEIN, können Sie es mir nicht per E-M…?«

Aber da hatte die Dame schon aufgelegt. Klar, Zeit ist Geld, sie musste das Gesagte ja sicher noch stenografisch festhalten und den Durchschlag in einem Elba-Ordner abheften.

Ich beendete ohne gängige Grußformel mit einem Wisch das Telefonat – früher hätte man gesagt: »Ich knallte den Hörer auf die Gabel«, aber solcher befreiender Vorgänge hat uns die moderne Technik ja beraubt.

Dann ging ich direkt ins Bett, denn ohne meine Meditations-App wollte ich nicht das Leben der Menschen gefährden, die mir an diesem Tag noch begegnen würden. Und was soll ich sagen, die darauffolgenden Tage erwiesen sich als die sieben schlimmsten meines Lebens, wie ich protokollarisch in meinem posttraumatischen Tagebuch dokumentiert habe:

Tag 1

Ich stehe auf und fühle mich schon scheiße. Vielleicht hätte ich nicht bis drei Uhr nachts die Doku von Richard Attenborough angucken sollen. Schlaftrunken gehe ich raus zum Briefkasten. Nix. War ja klar. Das Passwort wird wahrscheinlich noch von drei Krankenkassensachbearbeitern in der Mensa beim Scrabble ausgelost. Ich muss also irgendwie anders in die ersehnte Grundentspannung kommen. Ich koche mir einen Emotional-Detox-Tee und krame meinen Edelstein-Handschmeichler aus der Schublade, den mir mal eine ältere Frau mit schütterem Henna-Haupt auf einem Sonntagsflohmarkt in Herne-Crange zum Vorteilspreis von 19,90 Euro überlassen hatte, zusammen mit den Worten: »Hier, musst du nämä in Chand und bist sofort entspaaahnt!« Mit meiner Lieblingsteetasse, die den Aufdruck »Sorry, The Mindset You Ordered Is Temporarily Not Available« trägt, und dem Stein der Weisen bewaffnet lege ich mich in meine Wellness-Zwangsjacke (andere sagen dazu: Ärmeldecke) auf die Couch. Als ich wieder aufwache, ist es früher Nachmittag. Ich zappe mich lustlos durchs TV-Programm. Mit den Schlabberärmeln bleibe ich dabei ständig in der Teetasse hängen. Tolle Erfindung. Und auch das Programm leistet keinen Beitrag zu meiner Turbo-Genesung: Auf 100 Sendern nix, was meine Laune hebt, im Gegenteil: Auf allen dritten Programmen gleichzeitig läuft irgendeine Zoosendung mit dem Titel »Zebra, Einzeller und andere Tiere, die keinen interessieren«. Ein Off-Sprecher, der klingt wie der Marlboro-Mann, wenn er in einen rostigen Blechkessel hustet, erzählt mit traniger Stimme, dass beim Tapir heute Teebaumblätter auf dem Speiseplan stehen und Faultier Ferdinand seinem Namen in der Hängematte gerade alle Ehre macht. Da fragt man sich: Was haben die Textredakteure geraucht? Kameldung von der prächtigen Paarhuferdame Paula, die heute mal ganz locker vom Hocker ihre Blätter vom Baum zupft? Und wenn du denkst: Lahmarschiger geht's nicht, dann kommt irgendein Pfleger namens Thorsten und nuschelt aus seinem tarnfarbenen Allwetter-Overall heraus: »Joh, unser kleiner Scheronimo ist ein rischtig cleveres Kerlschen. Der holt sich schon seine Leckerlis selbst, geh, Scheronimo! Ach, haste meine Hand mit abgebissen, na du bist mir vielleischt ein schlaues Bürschchen! Mein Pesch, isch wollte ja unbedingt in den Krokodil-Streischelzoo!«

»Mann, wer guckt denn so eine Scheiße!«, rufe ich, »wohl nur irgendwelche Drückeberger mit zu viel Tagesfreizeit!«

Dann schalte ich um und knalle direkt in jenen TV-Spot, für den man einen hirnbefreiten Aushilfswerbetexter engagiert hat, der meinte, dass es ja total witzig wäre, »In-gried« auf »In-deed« zu reimen. Das ist der Moment, in dem mein Handschmeichler in zwei Teile bricht.

Tag 2

Ich mache mir ein Power-Frühstück aus Caro-Kaffee und zwei Knäckebroten mit einer Milchschnitte dazwischen. Dann laufe ich erwartungsfroh zum Briefkasten. Mit dem gleichen Schwung knalle ich leider auch die Haustür hinter mir zu und muss im Morgenmantel auf der Veranda hocken, bis die Nachbarin vom Einkaufen kommt, bei der ich meinen Zweitschlüssel deponiert habe. Ich würde mich ja so lange für den *NABU* an der »Stunde der Gartenvögel« beteiligen und den Bestand dokumentieren, aber pro Stunde zähle ich bis zu drei verschiedene Vögel an der Futterstelle, wer soll sich das denn alles merken? »Du bist aber früh wach«, sagt schließlich zwei Stunden später die Nachbarin, »es ist doch erst zwei!« Scheint ja schon wieder so ein toller Tag zu werden. Und es wird nicht besser, als ich zum Zwecke der Ablenkung mein Smartphone zur Hand nehme. Bei *wish* gibt es Mood Rings in verschiedenen Farben. 7 Stück für 3 Euro (zzgl. 12,90 Porto). Ich würde sie gerne bestellen und herausfinden, welche Farbe Amok hat. Aber dann sehe ich in der WhatsApp-Gruppe »Klassenfahrt 9b« 37 neue Nachrichten aufblinken und merke, wie meine Frustrationstoleranz auf Von-Storch-Level schrumpft. Hier ein kleiner Auszug:

Jorinde:
Hallo alle, wir vermissen ein paar Tennissocken von Fynn-Eusebio. Es sind zwei weiße Socken der Marke »Fair Pure Cotton Anti-Allergic«. Hat sie vielleicht jemand versehentlich eingesteckt?

Svenja:
Ich habe sie nicht.

Familie Drescher:
Wir auch nicht.

Nele:
Wir auch nicht.

Für alle, die die Dampflappen auch nicht haben, wird's jetzt schwierig, diese Nachricht noch so zu formulieren, dass der Inhalt identisch ist, jedoch eine stilistische Abweichung evident wird. Also geht es schleppend weiter:

Jessy:
Nope.

Die Schröders:
Aunicht.

Katja G.:
Sorry, wir hamse nicht.

LEUTE! Mir ist scheißegal, wer die Drecksdinger NICHT hat, könnte sich jetzt gefälligst mal derjenige melden, der die Scheißsocken aus Versehen eingepackt hat und sagen, dass die in der versifften Sporttasche in einer Lake von ausgelaufenem Frucht-Tiger schwimmen und schon weiß-grüne Bommel auf dem Vorderfuß angesetzt haben? Und jetzt kommt schon wieder 'ne Nachricht. Au Scheiße, war ja ich:

Sabine B.:
Wir hamse. Lege sie in die Fundkiste in der Klasse. Apropos: Vermisse seit August vorletztes Jahr noch eine pinke Brotdose mit Inhalt. Hat die wer versehentlich eingesteckt?

Mann, Mann, Mann, was ist denn heute bloß los? Ich bin so drüber, ich könnte bei den *Muppets* als Schlagzeuger anfangen.

Tag 3
Am nächsten Morgen gehe ich noch vor dem Frühstück raus zum Briefkasten. Diesmal mit Haustürschlüssel. Innendrin nur Werbeprospekte. Wahrscheinlich hatte der Briefträger das riesengroße »Bitte keine Werbung!«-Schild einfach ignoriert, frei nach dem Motto: »Ach mööönsch, jetzt haben die sich sooo viel Mühe gegeben und die fünf Prospekte auch noch in Plastik eingepackt, da freut man sich doch drüber!« Ja sicher. So eine *Einkauf-aktuell*-Wertstoffmix-Wurfsendung ist ein Sinnbild für unsere Überflussgesellschaft. Keiner hat's je gewollt und es gibt keine verdammte Tonne, in die man den Mist entsorgen kann! Ich schmeiße das Ekelpaket resolut in die Restmülltonne. Immerhin: Jetzt weiß ich endlich, wie sich ein Protestwähler fühlt.

Als ich kurz darauf in den Spiegel schaue, merke ich: Hui. Ich habe auch schon mal frischer ausgesehen.

Wäre ich ein Meme, wäre ich ein zweigeteiltes Bild mit den Überschriften »Wie ich glaube, dass ich aussehe« über einem Bild von Gisele Bündchen beim Brazilian Waxing und rechts einem »Wie ich wirklich aussehe« übertitelten

Konterfei von Camilla Parker Bowles bei der Krampf-
aderverödung.

Also ziehe ich mir eine Sweatjacke über mein Haus-
kleid und laufe eben zur Drogerie rüber. Aber dort warten
leider auch keine Antworten auf mich, sondern nur jede
Menge Fragen im Regal: »Wenn es nur Good-Morning-
Minze und Träum-Schön-Tea gibt, welchen Tee trinkt man
dann um halb fünf nachmittags? Welchem Schönheitsideal
entspricht ein Pflegeshampoo »für fettendes Haar«? Wie
viel Koffein-Shampoo muss ich trinken, damit ich wach
werde, wenn ich nicht den richtigen »Starte-erfüllt-in-
den-Tag-obwohl-du-lieber-fünf-Jahre-pennen-willst«-Tee
im Haus habe?

Okay, first things first. »Entschuldigung«, winke ich
die junge Auszubildende heran, »haben Sie ein Shampoo,
das einfach nur die Haare sauber macht? Ich will kein
Trockene-Spitzen-meets-müde-Kopfhaut-Geplänkel, kein
Rothaar-Repair und Ansatz-Auffrischung, kein Schuppen-
Chakra, keine Graustufen-Optimierung mit integriertem
Hitzeschutz, keine innere Erleuchtung durch fehlende
Sulfate und Parabene, ich weiß nicht mal, was Sulfate und
Parabene überhaupt sind, ich will einfach nur HAARE
WASCHEN!«

»Ja, da müssen Sie wohl ein Stück Kernseife nehmen«,
rät sie mir freundlich. Ich seufze. Früher war alles einfacher. Ich meine, ich gehöre ja noch zu einer Genera-
tion, da war *Timotei* ein Shampoo und kein Vorname! Am
Ende kaufe ich mir ein *3 in 1* Männershampoo: einmal
Haare waschen, Körper waschen und mit dem Rest die
komplette Nasszelle einsauen. Und eine Packung Mir-
doch-alles-scheißegal-Tee.

Tag 4

Ich krieche auf allen vieren zum Briefkasten. Er ist noch leerer als das Konto von Franjo Pooth. Mit einer Miene wie der Maulwurf, der wissen wollte, wer ihm auf den Kopf gemacht hat, klingle ich verzweifelt bei sämtlichen Nachbarn.

»Habt ihr zufällig Post für mich? Ich meine, die Briefträger wechseln ja hier schneller die Bezirke als *DSDS* die Jury...«

Nichts. Ich bekomme zwar diverse Einladungen zu Tupperpartys und Straßenfestplanungsnachmittagen, möchte aber in meinem Zustand, in der die Eigen- und Fremdgefährdung deutlich erhöht ist, keine Zusagen machen.

Ich trotte ins Haus und vermute, dass das Passwort sicher spürt, dass ich mental noch nicht für die Meditation bereit bin. Also beschließe ich, mich schon mal optimal auf die nahende Erlösung einzustimmen. Auf *eBay-Kleinanzeigen* finde ich ein Meditationskissen aus lila Pannesamt: VB 10 Euro, original verpackt, tierfreier Nichtraucherhaushalt, drei Kilometer Luftlinie, Klausel für Privathaftung vergessen – tschaka! Also schnell ins Handy getippt:

AngryBird69   **11:06**

Einen schönen guten Tag. Ich interessiere mich für das angebotene Meditationskissen. Ist es noch verfügbar? Das würde mich sehr freuen!
Herzliche Grüße,
Sabine

Dennis89   11:07
Ja.
Kissen ist bischen kapput. Kann man mit Nehmerschiene reparien.

AngryBird69   11:20
Hallo Dennis, das macht nichts, ich nehme es gerne. Wann darf ich das gute Stück denn abholen?
LG
Sabine

Dennis89   11:21
Schon weg. Sie haben sisch ja nischmehr gemelt.

AngryBird69   11:25
Entschuldigen Sie vielmals. Ja, es ist wahr, ich habe mir für die Kaufentscheidung 13 Minuten Zeit gelassen. Ich vergaß, dass eine Reaktionszeit von mehr als fünf Sekunden auf dieser Plattform als offizieller Rücktritt von der Kaufintention gilt. Aber jetzt habe ich es nachgelesen, es steht ganz klar in § 23 a der AGB.

Es ist nur leider so, dass ich mich gerne schon mal für meine morgen freigeschaltete Meditations-App einsitzen möchte. Ansonsten könnte es sein, dass ich heute noch Taten begehe, von denen man morgen in der WAZ liest.

Ich appelliere also an Ihr Mitgefühl und bitte Sie, mir umgehend so einen Pannesamt-Poller zu überlassen, der wirklich wichtig für mein Seelenheil wäre. Ich zahle 15 Euro!
Ganz liebe Grüße
Sabine

188

Dennis89   11:30

Okay, meine Schwaga hat noch 20 Stück Sitzpuffe in grün. Müssen aber alle nehmen, ist Komplettpreis fümfzisch Öro. Nur Abholung in Mettmann.

AngryBird69   11:31

Rosen sind rot
Veilchen sind blau
Wer fliegt auf dem Sitzpuff
Der steht nicht im Stau

Dennis89   11:32

Gehen Sie weg, isch mach Negatifbewert.

Puuh. Das war ordentlich danebengegangen. Vielleicht hätte ich damals beim Wochenendseminar in der Eifel »Gesprächsführung für Menschenhasser« doch besser aufpassen sollen?

Tag 5

Ich sehe die Briefträgerin in strömendem Regen am Haus vorbeiradeln und freue mich, dass ich es offensichtlich heute nicht verlassen muss. So kann ich mich ganz meinem DIY-Projekt widmen: Ich nähe mir selbst einen Sitzpouf aus alten Barbiekleidern und stopfe das Ganze mit Styroporkügelchen aus, in denen neulich mein neuer Akkuschrauber geliefert wurde.

Nach zwei Stunden ist das Ding fertig. Es sieht aus wie der schlaffe Volleyball, mit dem Tom Hanks in *Cast Away* Gespräche führt. Ich fühle mich in diesem Moment sehr mit dem auf einer einsamen Insel Gestrandeten verbunden. Mit dem Unterschied, dass es mir sicher noch einen Tick beschissener geht als ihm.

Desillusioniert und mit blutigen Fingern schaue ich im Netz nach Survival-Hacks bei schlechter Laune. Ich finde ein Video mit der Überschrift: »Forschungen haben ergeben, dass es das Stresslevel um 17 Prozent senkt, wenn man diesem Biber beim Kohl-Futtern zuguckt.« Ich starre das schmatzende Tier gefühlte vier Stunden in Dauerschleife an. Wenn mich dabei jemand filmen würde, könnte man das auch ins Netz stellen mit der Headline: »Wenn du glaubst, dass DU Probleme hast, dann schau dir erst mal DIESE Frau an!«

Dann surfe ich in einem Forum für Aggressionsbewältigung herum. Ein User empfiehlt, man soll mindestens 250 Styroporkugeln sehr, sehr langsam zerdrücken. Also schlitze ich das Sitzkissen wieder auf und fange an. Manchmal muss eine Frau eben tun, was eine Frau tun muss.

Tag 6

Bevor ich lerne sollte, den Tag zu umarmen, umarme ich den Briefkasten. Da ist er, der büttenweiße Brief, DIN lang mit Sichtfenster, der in makelloser Reinheit zwischen einem halben Dutzend Rechnungen zum Vorschein kommt, die mich heute überhaupt nicht ärgern können. Lechzend reiße ich das Papier auf:

Sehr geehrte Frau Bode,
heute schicken wir Ihnen das Einmal-Passwort für unsere digitalen Angebote zu. Es lautet:
    Passwort.

Ich schreie laut. Da hätte ich ja mal selbst draufkommen können!

Sie haben 3 Tage Zeit, es zu aktivieren.

Mit schwitzigen Händen fingere ich an meinem Smartphone herum. Auf der Seite der Krankenkasse empfängt mich ein Baustellenschild: »Wartungsarbeiten. Diese Seite ist vorübergehend nicht erreichbar!«

Ich bin kurz vor dem seelischen Lockdown. Wie sehr dürste ich nach einer samtigen Stimme, die mich mit dem Timbre eines warmen Cappuccinos dazu anleitet, meinen brodelnden Gedankenbrei langsam linksdrehend strudelnd in den Ausguss des Vergessens ziehen zu lassen? Wie soll ich jetzt nur die letzte Wartezeit bis zum geistigen Reset überbrücken? Ich krame den Zeitschriftenkorb hervor. Auf der *Brigitte Mom* erwartet mich ein Artikel mit der Überschrift »Basteln ab drei Jahre«. Toll, haben die nicht was, was schneller geht? Der Stern empfiehlt mir in einem Anti-Stress-Special *Die fünf Tibeter*. Ich probiere sie aus und falle dabei volle Kanne auf den Beistelltisch. Immer diese Aneignung fernöstlicher Philosophien, für die wir offenbar nicht geschaffen sind. Fünf Tibeter, was soll das, machen die Leute in Tibet auch jeden Morgen die acht Gelsenkirchener?

Da sehe ich auf einmal, wie ein schickes Buch im edlen weißen Stoffeinband aus meinem überquellenden Zeitungskorb wie ein Rettungsanker hervorlugt: Ich hatte es mir vor Monaten mal zugelegt, aber in diesen turbulenten Zeiten noch keine Muße gehabt, es zu nutzen: *Das 6-Minuten-Tagebuch. Täglich 6 Minuten für mehr*

Achtsamkeit, Selbstliebe & Motivation. Na, die werde ich doch wohl noch aufbringen können, immerhin wird mir schon auf der ersten Seite versprochen, dass dieses Buch mein Leben verändert. Nach viel Geplänkel in Kleingedrucktem und einer Ansammlung von Frühstücksbrett-Zitaten bin ich endlich gefragt und notiere brav:

Ich bin dankbar für …
1. meine Ärmeldecke
2. meine Fähigkeit, die Nebenwirkungen auf dem Beipackzettel von *Neurexan* einfach auszublenden
3. meine grenzenlose Geduld

Was habe ich heute Gutes für jemanden getan?
Ich habe ein wunderschönes und anmutiges Gedicht für Dennis89 geschrieben.

Was werde ich morgen besser machen?
Schon um 10 Uhr zum Briefkasten runtergehen und dort auf einem Campingstuhl mit Thermoskanne warten.

Komisch, die Kritzelei bewirkt bei mir rein gar nichts. Nicht mal die letzte Tagesaufgabe kann in mir ein müdes Lächeln hervorrufen:

So mache ich den heutigen Tag wundervoll:
Ich schicke in die WhatsApp-Elterngruppe ein Bild von meinem schlaffen Sitzpouf und frage: »Hey Leute, ich muss heute Abend weg, hat jemand Lust und Zeit, auf Wilson aufzupassen?«

Kurz, wieder mal sechs Minuten Lebenszeit rausgeschmissen. Apropos vergeudete Zeit, was gibt's eigentlich Neues von den Erdmännchen im Dresdener Zoo?

Tag 7
Ich gehe auf die Homepage der Krankenkasse. Diese scheint wieder zu funktionieren. Also tippe ich das Passwort ein:

Passwort

Es tut uns leid, aber das Passwort ist nicht mehr gültig. Bitte beantragen Sie ein neues. Dieses schicken wir Ihnen gerne zu!

Okay, Freunde der Nacht. Ihr habt es so gewollt. Ich packe mir den Akkuschrauber, der keinen adäquat gepolsterten Karton mehr besitzt und seither auf der Küchenheizung liegt, rauche schnell eine, nur damit ich vor dem Einsteigen ins Auto noch schnell achtlos eine Kippe auf den Boden werfen kann, fahre unter Nichtbeachtung der Straßenverkehrsordnung zur Hauptstelle meiner Krankenkasse und parke mit rauchenden Reifen direkt vorm Eingang auf dem Behindertenparkplatz. Mit entschlossenem Blick betrete ich schwerbewaffnet ein Großraumbüro und nehme nur schemenhaft welke Topfpflanzen, wirre Teppichmuster und lahmarschige Wartezimmermusik wahr, während ich mich direkt zum erstbesten Schalter bewege, meine Versichertenkarte auf den Tisch werfe und ungeachtet der Frau, die dort mit der Sachbearbeiterin im Gespräch ist, den Dialog eröffne:

»Sie da! Ich muss mich jetzt SOFORT auf Ihrem On-line-Portal einloggen! Für dieses, na, wie heißt es, Mindful Midlife Medi-Dingens! Machen Sie das jetzt für mich! SOFORT!«

Mit einer Miene zwischen Verzweiflung schaut die Dame auf die Karte und stammelt: »Das tut mir leid, aber ich bin nur für die Buchstaben F bis J zuständig. Die Kollegin A bis E hat heute frei. Kommen Sie doch gerne Montag wieder!« Dann flüstert sie mir noch unter der Hand zu: »Die App können Sie sich übrigens auch im *Play Store* kostenlos runterladen.« Das tue ich. Sofort.

Dann überlege ich einen Moment, von dem ich hinterher nicht mehr sagen kann, ob er eine Sekunde gedauert hat oder eine Stunde. Wie in Zeitlupe verlasse ich dann unter vielen fragenden Blicken weiterer Wartender den Raum, in dem gerade der Song *Bakerman Is Bakin' Bread* den musikalischen Beweis antritt, dass *Life Is Life* doch nicht die alleinige Akustik-Apokalypse der 80er war. Auf einmal habe ich eine Eingebung! Jetzt weiß ich endlich, was wichtig ist im Leben … und ich werde es ab heute durchziehen! Die Außenwelt verschwimmt immer mehr, ich begebe mich mechanisch wie einst die »Ich muss Frank Drebin töten«-Sekretärin in *Die nackte Kanone* in mein Gefährt und fahre schnurstracks zu meiner Stammbäckerei, während eine Stimme aus meinem Handy nuschelt: »Willkommen bei Ihrer Meditations-App. Übung eins: Begegnen Sie dem nächsten Menschen, den Sie treffen, mit einem Lächeln!«

Ich schaue mir die Kunden an, die dort vor mir in der Schlange stehen. Nee, von denen hat es keiner verdient! Also schiebe ich sie mit entschlossenem Amazonen-Blick zur Seite. Keiner leistet Widerstand, was auch an meinem gezückten Akku-Bohrer liegen kann. Dann atme ich tiiiieeef durch, lächle freundlich und hole zu dem Satz aus, den ich mir für *die eine* aufgehoben habe und der mein Leben sicher für alle Tage verändern wird:

»Guten Tag. Ich hätte gerne Brötchen. Bitte nehmen Sie eine große Tüte. Ich sage an!«

Highway to Well: neulich beim Selfcare-Stammtisch

Ja, hallo, bin ich hier richtig bei RRR, der rituellen Relax-Runde für Anfänger?

Hey, du Liebe. Du bist hier völlig richtig. Setz' dich doch! Magst du uns deine Geschichte erzählen?

Ach, lieber erst mal ankommen und hören, was die anderen so zu sagen haben…

Okay. Melanie, möchtest du anfangen:

Gerne! Also, ich komme einfach nicht auf mein Inneres klar. Meine Freundinnen sind alle viel ausgeglichener und selbstbewusster als ich. Und da wollte ich hier einfach mal in die Expertenrunde fragen: War einer von euch schon mal beim Seelenlifting?

Klar! Kann man ja jetzt überall machen, zum Beispiel bei McSoul am Bodensee. Seelen-Lifting, Bewusstseins-Booster, Resilienz-Filler, Empathie-Straffung.

Ist das denn seriös?

Absolut. Der Selbstzweifel ist quasi das Schlupflid unter den Seelenqualen. Routine-Job, machen die im 20-Minuten-Takt.

Hm, ich bin mir nicht sicher. Haben die nicht auch was für Einsteiger?

Du kannst auch erst mal so eine Frustvergrößerung machen. Da machen die gar nichts, aber du zahlst denen 11.000 Euro. Danach bist du noch nörgeliger als vorher, was zur Folge hat, dass noch weniger Menschen mit dir zu tun haben wollen als jetzt schon. Du hast dann quasi noch weniger Gelegenheiten, dich über andere aufzuregen und wirst gelassener.

Das ist ja genial!

Ja, empfehle ich immer gerne für Neulinge. Aber sag mal, Astrid, wie war denn dein Digital-Detox-Wochenende?

Zu geil! Okay, die Online-Anmelde-Plattform war etwas überlastet, aber nach fünf Tagen habe ich's geschafft. Mit *google maps* habe ich dann auch ganz leicht die Waldhütte in Thüringen gefunden. Und das Seminar war super: Die Speakerin hat uns gesagt, dass es echt gesund ist, wenn man weniger Zeit mit seinem Smartphone verbringt. Und das stimmt, ich hänge jetzt nur noch sieben Stunden am Tag am Handy. Habe den Vortrag auch gefilmt, hier, wollt ihr mal sehen? Könnt ihr aber auch streamen, ich schicke gleich den Link in die Gruppe.

Voll krass! Aber jetzt mal zu dir, Sabine. Was machst du denn so?

Wer, ich? Also, ich mache NoYo. Also kein Yoga. Gar nicht.

Das ist ja der Wahnsinn! Ich könnte das nicht. Nicht mal Esel-Yoga, Nackt-Yoga, Death-Metal-Yoga, Kickboxing-Yoga, Highspeed-Hatha oder All You Can Yog?

Nix. Ich bin total YogFree©. Muss ich mir nur noch patentieren lassen. Ab nächsten Montag geb' ich dann auch Kurse. Wär' auch was für dich, Melanie!

Und, äh, hattest du da mal ein bestimmtes Erlebnis, dass du das jetzt so krass durchziehst?

Na ja, meine Arbeitskollegin Priyanka hat mir neulich mal vor Augen gehalten, dass die westliche Welt ein eher bruchstückhaftes Wissen über diese eigentlich alle Lebensbereiche umfassende Philosophie besitzt und diese oft zu einem pseudospirituellen Wohlfühlsport für Eliten verwässert, bei dem leistungsorientierte Westeuropäer schnell zur inneren Gelassenheit gelangen wollen, um danach noch effizienter Geld zu scheffeln und nebenbei noch diese fiese Nackenverspannung loszuwerden. Mal abgesehen davon, dass bei uns jeder Tanktop-Yuppie Yoga unterrichten kann, der bis vor Kurzem Shavasana noch für ein Fladenbrotgericht gehalten hat.

Wow! Du scheinst dich ja ausgiebig mit dieser Thematik auseinandergesetzt zu haben. Respekt!

Na ja, der eigentliche Grund ist, dass es keine passenden Happy-Yogi-Füßlinge mit Extra-Grip in meiner Lieblingsfarbe gibt und ich darum schon bei der Baumposition immer auf die Fresse gefallen bin ... Aber ich muss dann auch mal los. In fünf Minuten fängt schon mein *Newima*-Kurs an. *Never Ever Will I Meditate Again.* Kann ich nur empfehlen.

Na dann: Namasté mit é!

Rohes Fest: Jahresendzeit? Stimmuuuung!

Weihnachten ist kein Datum, so sagt man ja, es ist ein Gefühl. Und zwar ein verdammt merkwürdiges. Es ist eine Zeit, in der man einfach froh sein möchte. Das gelingt einem aber nicht, weil es ja die Zeit ist, in der einem alle einreden, man müsse glückselig sein.

Glückselig: Da denkt man an ein Gedicht von Joseph von Eichendorff, in dem Frauen die Fenster mit buntem Spielzeug fromm schmücken und Kinder wunderstill beglückt sind.

Wenn jedoch ab Mitte September die Spekulatius im Supermarkt liegen, wird gerade für Familien die Zeit der Vorfreude schon mal ganz schön lang. Wie soll man von einem Kind erwarten, dass es von Oktober bis Dezember aufs Christkind wartet, wenn es die letzten sechs Jahre im *Phantasialand* einen Quick Pass bekommen hat? Kein Wunder, dass man beim 37. Mal Fragen »Glaubst du, dass es diese Weihnachten schnei-heit?« nur antwortet: »Nein, es schneit wahrscheinlich auch dieses Jahr nicht. Das liegt daran, dass ich dich fünf Tage in der Woche von der Schule abhole, du jeden Tag fünf Stunden Serien streamst und ja unbedingt jeden Sommer in den Robinson Club willst!«

Kaum haben wir die Sitzauflagen der Balkonstühle in den Keller gepackt, schreit es uns aus allen Prospekten,

Werbespots und Entschleunigungsratgebern entgegen: Macht's euch jetzt mal schöön gemütlich, aber zack, zack! Wir sollen Muße dafür haben, aus alten Weinkorken gesichtslose kleine Engelchen zu basteln oder Nelken in wehrlose Orangen zu rammen, bis die Butze müffelt wie eine *Douglas* Filiale. Dabei sind wir nur drei Meter vom totalen Nerven-Crash entfernt. Denn ab November sitzen bereits Menschen, Tiere und Karl Lauterbach bei Markus Lanz, um das Jahr Revue passieren zu lassen, und man denkt unweigerlich: Waaas? Das Jahr ist schon wieder fast rum? Ich habe NIX geschafft!!!

Also schnell ein paar alte Käseschachteln zu Windlichtern verarbeiten, ein paar olle Zapfen ans Fenster hängen und am Balkon eine stimmungsvolle Lichterkette befestigen. Man muss nur aufpassen, dass man »warmweiß« wählt und nicht »Las Vegas« mit Blink-Funktion, ansonsten klingeln Fremde und wollen Karussell-Chips für drei Runden kaufen. – Oh Mist, beim *Dänischen Bettenlager* leider »Las Vegas« statt »warmweiß« gegriffen… jetzt klingeln hier dauernd Fremde und verlangen nach Backfisch und Eierpunsch.

Und dann machen wir wie immer um diese Zeit die fatale Bemerkung: »So, liebe Kinder, wir hatten ja vereinbart, dass es dieses Jahr KEINEN selbstgebastelten Kalender gibt. Dafür seid ihr jetzt wirklich zu groß. Wir hatten früher auch nur einen schnöden Schoki-Kalender und haben hinterher mit Kerzenwachs die Felder ausgegossen!« Bis die Brut unisono schluchzt: »Wir verstehen, Mama. Aber wir sind sehr, sehr traurig.« Und dann sitzt man auch diese Nacht vom 30. November auf den 1. Dezember wieder im Bügelzimmer, näht Filzmützchen und tackert Klopapierrollen, in die man Haargummis (»Möh, nix Süßes?«) und kleine Gutscheine fürs Plätzchenbacken (»Aber nicht wieder die gesunden!«) steckt, das Ganze bis zum nächsten Morgen effektvoll um den Kamin drapiert, um dann zu erfahren: Sie haben dir auch einen gebastelt! Leider ist im ersten von drei Säckchen (mehr haben wir nicht geschafft, Mama!) keine Dose *Red Bull*, sondern eine Seife aus dem Vorratsschrank. Na ja, der Wille zählt.

Und dann ist auch schon der 1. Advent. Es gibt Zimtsterne, Apfelpunsch, und von 14 bis 15 Uhr ist sogar ein kleines Zeitfenster im Terminkalender. Es könnte so schön sein – wenn man nicht beim Herunterbringen von Fehlgebasteltem noch eben die erste Weihnachtspost aus dem Briefkasten herausgezupft hätte. Weihnachtspost, am 1. Advent! Was wollen diese Leute einem sagen? »Schaut her, wir sind so gut organisiert, wir haben sogar schon unsere Weihnachtspost verschickt! Und ja, wir haben ALLE Geschenke und das Festmenü bereits vorgekocht, portioniert und beschriftet in der Tiefkühltruhe!?«

Ich zögere das Kartenkritzeln in der Weihnachtszeit ja immer gerne hinaus. Was weiß ich denn, mit wem ich in vier Wochen noch befreundet bin? Und warum soll man gerade bei einem christlichen Fest lügen, wenn es darum geht, die vorgedruckten guten Wünsche noch mit ein paar persönlichen Zeilen aufzupeppen? Natürlich ist immer alles supi und natürlich hofft man immer, dass »man sich nächstes Jahr endlich wiedersieht«. Kein Mensch würde schreiben: »Auch im nächsten Jahr habe ich wieder keine Zeit für dich, du hast dich ja noch nicht mal für die Osterkarte von vor drei Jahren bedankt!« oder auch: »Hier alles scheiße. Der Karsten hatte einen Schlaganfall, und den Jannick haben sie mit Marihuana erwischt.«

Ich habe die Kartenschreiberei jetzt rigoros eingeschränkt. Ich warte immer bis zum 23. Dezember, wer mir geschrieben hat, und just diese Absender kriegen dann auf den letzten Drücker auch eine Karte zurück. Dann renne ich zum *dm* Foto-Sofort-Print-Automaten und drucke drei Jahre alte Familienfotos aus, zaubere ein paar Rentierohren drüber und frage mich dann, ob es wirklich eine gute Idee ist, diese an meinen Sparkassenberater und meine Autowerkstatt zu schicken.

Bis es so weit ist, sind allerdings noch ein paar traditionelle Wahnsinstaten auszuführen. Da wäre etwa dieses perfide Konzept »Weihnachtsbaum«. Man schlägt eine wunderschöne Fichte ab, die schon eine tolle Natur-Deko aus leichtem Puderschnee trägt. Diese klopft man ab, sprüht Kunstschnee drüber, und kurz bevor der stolze Waldbewohner abstirbt, hängt man ihm noch ein paar Plastikfähnchen um. Das ist ähnlich liebevoll, wie einem Spanferkel noch einen Deko-Apfel ins Maul zu stopfen. Dann hängt man dem bemitleidenswerten Geschöpf noch eine Lichterkette um, bei der man zehn Tage lang jeden Abend 37 Glühbirnchen hin- und herdreht, bis die allerletzte das Ganze dann endlich zum Leuchten bringt. Da will man am liebsten schreiend aus dem Haus laufen, aber draußen ist es ja auch nicht besser, weil an jeder Ecke ein Weihnachtsmarkt lauert.

Hier trifft man auf ein Sammelsurium an Zeitgenossen, die es auch samstags bei *IKEA* total heimelig finden und hier regelrecht im Gemütlichkeitsrausch schwelgen: In kleinen hexenhausartigen Holzbudenverschlägen, in denen es so schön und entspannt zu arbeiten ist, dass meist ein Schild »Mitarbeiter dringend gesucht« dransteht, reihen sich Highlights aneinander wie »echte Münsterländer Bienenwachskerzen«, »ungarische Langos« und »leider vom Gesundheitsamt geschlossen«.

Erst flaniert man zwischen zuckrigen Zahnplombenziehern in Obst-Optik und als Lebkuchenherzen getarnten Mordwaffen umher, auf denen so hochpoetische Sprüche prangen wie »Für dem Papa«, »I bin ned dein Scheiß-Spatzl« oder »Geh doch nache Mama hin«, »Meine Familie war auf dem Weihnachtsmarkt und hat mir nur diesen alten Keks mitgebracht!«. Dann erinnert man sich, warum man eigentlich gekommen war, und steuert schnurstracks auf das Kinderkarussell zu, das die ganze Dramatik der Weihnachtszeit anschaulich und laut blinkend widerspiegelt: Man dreht eifrig am Rad, bestimmt aber mitnichten, wo es langgeht. Immerhin, wo kein *Bällchenbad* zur Hand, da muss eben ein Karussell her, und so drückt man dem netten, allover-tätowierten Mann in der Bandidos-Kutte zwinkernd einen Fuffi in die Hand, raunt: »Ich hole die zwei um 20.30 Uhr wieder ab«, und stürzt sich dann 300 Meter weiter in das muntere Treiben in einem blinkenden, mit Cliff Richard beschallten Zelt, in dem abgelaufene Rotweine und Gewürzrestposten, auf denen noch D-Mark-Preisschilder prangen, zusammengepanscht und für ein Heidengeld verkauft werden.

Kaum hat man einen Fuß in dieses Traditionsausbeutungs-Tipi gesetzt, wähnt man sich in einer Parallelwelt, in der ganz eigene Gesetze herrschen. Zum Beispiel braucht man nicht zu sagen: »Ich bin Einkaufsleiter in einem Supermarkt, ein total lustiger Typ, und suche eine junge hübsche Frau für tabulose Stunden ab 18.30 Uhr«, sondern man setzt sich einfach ein blinkendes Rentiergeweih von *Tedi* auf. Und selbst Menschen, die nur Jazz hören (aber nur die ganz frühen Charly Parker Platten!), rülpsen ungeniert Bratwurstbröckchen aus ihrem Schlund, wenn sie beim Songanfang »Wir ziehen durch die Straßen und die Clubs dieser Stadt« zum ungehemmten »Oho, oho!« ansetzen.

Zu Hause ist es derweil auch nicht viel friedlicher. Selbst aus vermeintlichen Kleinigkeiten können in der Jahresabschlusszeit Dramen erwachsen. So endet der Satz »Schatz, lass uns doch noch schnell die Festtagsplanung machen!« nicht selten in einer Verzweiflungstat, bei der die Nachbarn den Forensikern nur kurze Zeit später nachrufen: »Und der hat immer so freundlich gegrüßt!« Denn für das Unterfangen, 27 Familienmitglieder auf 2,5 Tage zu verteilen, braucht man ein abgeschlossenes Informatikstudium, Nerven wie Drahtseile und einen Sinn für faule Kompromisse, der sogar Andi Scheuer alt aussehen lässt. Alle Jahre wieder wird heiß diskutiert, geplant und verworfen. Das sieht in etwas so aus:

Feiertagsplanung, Entwurf I:
Heiligabend nur mit Familie
1. Weihnachtstag: Mittags MEINE Familie (die waren nämlich letztes Mal am 2. Tag da, und es gab nur noch Reste) zum Kaffee, aber NICHT zum Abendessen.
2. Weihnachtstag: Wir fahren zu DEINER Familie zum Brunch, sagen aber nicht, dass gestern meine Leute da waren, denn dann kommt wieder ein: »Warum WIR nicht?« Um 16 Uhr Kaffeetrinken bei Onkel Herbert.

Abends kommen Britta und Jörg zum »nur mal schnell Geschenke abgeben« (voraussichtlich bleiben sie bis 23.30 Uhr).

Feiertagsplanung, Entwurf II:
Heiligabend nur Familie und Heike. Die ist frisch getrennt, der Große ist in Australien, und sie ist sehr einsam. 1. Weihnachtstag: Deine UND meine Familie, damit wir den 2. Weihnachtstag für uns haben. Onkel Herbert fahren wir Ostern besuchen, abends Facetime mit Britta und Jörg.

Wichtig für eine gute Planung ist es auch, bestimmte Menschen gleich von jeglichen Feierlichkeiten auszuschließen. Nämlich die berühmt-berüchtigten Weihnachtsgastexemplare, die keiner im Haus haben will:

Der Öko-Experte
Typische Begrüßung:
»Sorry, dass wir so spät kommen. Wir haben Carsharing gemacht und mussten erst das Auto in Freiburg parken und dann mit den Öffis weiter nach Herne.«
Unvermeidliches Geschenk:
»Öhm, wir haben uns zwar 25 Jahre nicht gesehen, aber wir haben uns gedacht, dass wir in eurem Namen von Juni bis August zweimal im Monat die alte Eiche im Stadtpark gießen.«
Garantierter Satz:
»Euer Upcycling-Baumschmuck ist wunderschön, aber das nächste Mal faltet ihr bitte keine Glanzgold-Engelchen aus Espresso-Kapseln von *Nestlé*!!«

»Klaus, starte doch mal die Dia-Show von unserer Kreuzfahrt in die Arktis. Jetzt, wo da kaum noch Eis ist, kommt man da jetzt an die schönsten Stellen. Ach, Mist, jetzt habe ich keine Plastikstrohhalme mehr für die Caipis. Ich fahr schnell zur Tanke…«

Der Familienmensch

Typische Begrüßung:
»Du Liebe, du! Wie schön, dass wir uns endlich mal wiedersehen! Das letzte Mal war ja… warte mal… der vierte Advent! Eine halbe Ewigkeit!«

Unvermeidliche Geschenke:
Gutschein für mehr Zeit mit dir, Familienfotocollage auf Birkenstamm-Mobile, Ahnenforschungsseminar.

Garantierter Satz: »Piep, piep, piep, wir ham uns alle lieb, guten… Maaaannn, Bettina, das ist aber nicht das Original-Kartoffelsalatrezept von Tante Inge!«

Bester Rausschmeißer-Satz:
»Wenn du getrunken hast, erinnerst du mich immer an Opa Carl. DER wusste übrigens, wann's genug war.«

Der Witzbold

Typische Begrüßung:
»Lange nicht gesehen und doch wiedererkannt!«

Unvermeidliches Geschenk:
Kiste mit Aufdruck »Nichts« – »Hattest du dir doch gewünscht!«

Garantierte Sätze:
»Ich muss mal eben für kleine Königstiger.« – »Lass liegen, tritt sich fest!« – »Macht's gut, aber nicht so oft!«

Bester Rausschmeißer-Satz:

»Oh, schau mal, ich habe gerade zwei Eintrittskarten für Jürgen von der Lippe gefunden – wenn du dich beeilst, schaffst du's noch.«

Irgendwann ist es dann so weit: Der Heilige Abend ist da. Wer jetzt kein Lebkuchenhaus hat, der baut sich keines mehr. Wer jetzt alleine ist, der wird es lange bleiben …

Doch beim morgendlichen Schränke-Check stellt man fest: Wir haben Maronen für die Vorspeise, Prinzessböhnchen für den Hauptgang, aber keine Kumquat fürs Dessert. Also schnell noch mal in den Supermarkt und eine Kumquat kaufen. Dort sind die Gänge voll mit Menschen, die ebenfalls nur eine Kumquat, ein Glas Kapern oder ein Tütchen Bourbon-Vanillezucker kaufen wollen, aber wenn sie schon mal da sind, auch noch vier Paletten Sauerkraut, drei Riesenkürbisse und einen *Leifheit*-Wäscheturmtrockner in den Wagen packen. Und allesamt sind es Menschen, die von ihrer entnervten Familie nur einmal im Jahr zum Einkaufen geschickt werden und weder wissen, wie man einparkt, noch wo die Dosentomaten sind. Kurz, an diesem Tag irren so viele hilflose Menschen durch die Supermarktgänge, dass man denken könnte, man läuft durch das EU-Parlamentsgebäude in Brüssel.

Kurze Zeit später tritt sie dann ein, die

Feiertagsplanung, Entwurf III:

Wir haben uns an Heiligabend alle den Magen verdorben, weil keiner wusste, dass man die Kumquat-Schale nicht mitessen sollte, und können darum die nächsten Tage weder Besuche abstatten noch Gäste empfangen. YESSS! Wenn jetzt noch einer die Fernbedienung findet, wird alles gut.

Die Tage »zwischen den Jahren« verbringt man traditionell damit, bewegungslos vor dem Fernseher zu liegen, zu raten, ob gerade die Muppets-Weihnachtsgeschichte oder »Tatsächlich ... Liebe« oder der neue Weihnachtswerbespot über den bunten Bildschirm flimmert, und zu googlen, wie oft man Fonduekäse wiedererwärmen kann. Die Tatenlosigkeit resultiert vor allem auch daraus, dass man in den vergangenen Wochen nicht nur mehrmals die Nerven verloren hat, sondern auch sämtliche Kaufquittungen. Also nimmt man sich vor, das nächste Jahr WIRKLICH nichts mehr zu schenken. Warum auch? Jesus hat doch Geburtstag! Man sagt doch auch nicht zu seinen Verwandten: »Hör mal, hättest du lieber eine Krawatte, ein Duschgel oder einen Gutschein von A.T.U.?« – »Wieso, heute ist der 2. Oktober?« – »Ja eben, Mahatma Gandhi hat heute Geburtstag, das war echt ein guter Mann!«

Je weiter das Jahr sich dem Ende zuneigt, desto unentspannter wird's, denn auf den letzten Metern wird man alle naselang gefragt: »Und, was macht ihr Silvester?« Jahrelang war das immer ein Satz, der mich in Zugzwang versetzt hat. Wir waren auf Kellerpartys mit Limbo-Wettbewerben und sind um 12 Uhr wildfremden Menschen um den Hals gefallen, haben Feuerzangenbowle kredenzt, nach deren Verzehr wir uns selbst in die Betty-Ford-Klinik eingewiesen haben. Später hat man die Kids ins Auto gepackt, um mit entfernten Krabbelgruppenbekannten übernächtigt *Activity* zu spielen, während alle 20 Minuten ein Kind im Schlafsack in der Tür stand, weil es sein Schmusetuch nicht dabeihatte. Spätestens um 22 Uhr haben auch alle Erwachsenen mit der Stirn in der Käseplatte auf dem Esstisch gepennt.

Jetzt könnten wir endlich wieder feiern, wollen aber nicht mehr. Denn Silvester ist ja irgendwie noch sinnentleerter als Weihnachten. Warum soll ich den Übergang vom 31. Dezember zum 1. Januar feiern, wenn diese beiden Tage sich so wenig voneinander unterscheiden wie ein Til-Schweiger-Film vom anderen? Und das mit einem halbstündigen Tornado an Lärm, Zischeln, Qualm und »Boooah«-Rufen, das erst unterbrochen wird, wenn einer sagt: »Komm, Sabine, sooo toll ist das Raclette jetzt auch nicht!«

Das Einzige, was so sicher ist wie die trillionste Wiederholung von *Dinner For One*: Ich werde mich auch im nächsten Jahr garantiert nicht mutwillig verändern. Ich bin einfach schon zu lange auf der Welt und weiß: Neujahrs-Neustart funktioniert einfach nicht.

Gute Vorsätze, auf die du getrost scheißen kannst:

❧ Mehr für die Umwelt tun.
  Das läuft meistens in drei Phasen ab:
  Phase 1: Auf das Auto verzichten, wenn man den Weg auch zu Fuß, per Rad oder dem Bus erledigen kann.
  Phase 2: Auf das Auto verzichten, wenn man nur ein Tütchen Paprikapulver oder eine Rolle Stopfgarn kaufen will.

Phase 3: Auf das Auto verzichten, wenn man gerade auf Baltrum, Spiekeroog oder auf dem Jupiter Urlaub macht.

❀ **Gesünder essen.**
Guter Plan. Ab jetzt nehme ich nicht mehr das Salatblatt vom Cheeseburger runter.

❀ **Mehr Zeit für mich.**
Dafür müsstest du erst wissen, wer DU eigentlich bist. Und dazu musst du erst zahlreiche Bücher lesen: »Entdecke das innere Kind in dem Arschloch, das du jetzt bist«, »Wer bin ich und wenn ja, was soll der Scheiß?« oder einen Selbstfindungskurs in Uruguay machen. Und wenn du dann endlich weißt, wer du bist und was du willst, bist du so alt, dass im Moshpit keiner mehr Platz für dich macht.

❀ **Mehr Zeit in die Beziehung investieren.**
Das fängt an mit einer gut gemeinten Idee: mal wieder zusammen essen gehen, mehr reden. Und am Ende wird man übermütig und schläft sogar mit dem eigenen Partner.

❀ **Ein Ehrenamt ausüben.**
Fängt meist mit kühnen Einfällen an: Fahrradkurse für Kinder mit Fußfehlstellung. Deutschunterricht für Rapper. Am Ende scheitert es meist an einer billigen Ausrede wie »Im *Europapark* werden leider gerade keine ehrenamtlichen Achterbahntester gesucht«.

❀ **Mehr mit Freunden unternehmen.**
Gut gemeint. Aber sobald einer beim Spieleabend »Das total verrückte Partyspiel für tabulose Erwachsene« auspackt, weiß man: Der Abend ist gelaufen. Nicht ungefährlich sind auch die überall grassierenden LP-Partys. Irgendein Idiot bringt immer *Foreigner 4* mit. Am gefährlichsten sind dabei Weiber-Vinyl-Partys. Da dauert es meistens nur einen Aperol Spritz, bis Elke, Gabi oder Sylvia Gloria Gaynor auflegt, vor dem Spiegel »I've got ooohl my laaaaif to live, I've got oooooolll my love to give, I will survaaaaive!« schmettert und kurz darauf so lange weinend ins Gästeklo kotzt, bis ihr alle anderen bestätigen: »Der Ralle ist aber auch SO ein Arsch!«

❀ **Weniger Social Media.**
Was bringt es, wenn wir nicht mehr ständig die Esel in Arnold Schwarzeneggers Küche oder »So ziehst du dir selbst die Zähne!«- Tutorials angucken und stattdessen Blumentopf-Eulen basteln, die wir dann nicht allen zeigen können, die es nicht interessiert?

❀ **Allen Menschen offen und respektvoll begegnen.**
Außer Porschefahrern, Fleischessern, FC-Bayern-Fans, Kettenbriefversendern und Hobby-Laubbläsern.

❀ **Mehr Sport.**
Vergessen wir es einfach.

Vorsätze, die dagegen wirklich was bringen:

⁕ Mit dem Rauchen aufhören. Hat die letzten 15 Jahre ja auch immer gut geklappt.

⁕ Den Zettel mit den guten Vorsätzen vom letzten Jahr finden, daraus ein Papierbötchen bauen und es als Symbol für seelischen Ballast den Dortmund-Ems-Kanal hinunterschippern lassen.

⁕ Eine 3-Tages-Mitgliedschaft im Fitnessstudio beantragen (fristlos kündbar bei Krankheit, Umzug oder 51 Prozent Sonnenwahrscheinlichkeit).

⁕ Neue Hobbys erlernen, z. B. mit dem E-Bike links abbiegen üben.

⁕ Das Ziel, mehr Sport zu machen, abhaken, wenn man den Crosstrainer am 5. Januar wieder in den Keller zurückgewuchtet hat.

⁕ Die Welt erobern, aber vorher noch mal ein Nap-Flix-Stündchen im Frottee-Overall machen.

⁕ Einfach so bleiben, wie man ist.

Anti-Stress-Übung #5

Sagen Sie drei Mal laut
vor dem Spiegel: »Ich kann das,
ich will das, ich schaff das!«

(Montieren Sie dann die Schrauben genauso, wie es in der Anleitung von *Allibert* steht.)

Brief an meine Lektorin im Spätsommer 2020

Liebe Marion,

so, da hätten wir das Büchlein auch schon fertig! Wieder habe ich etwas gelernt: Mit guter Laune, Struktur und Morgenmotivation … geht's auch nicht besser. Fehlt nur noch das Nachwort. Brauchen wir das überhaupt? Irgendwann ist doch alles gesagt, oder?

Warum muss man bei einem Buch, das man beendet, immer noch was hinterherwerfen? Das ist ja wie dieser Spruch »Ich will ja nix sagen, aber«, auf den ja immer noch eine gaaaanze Menge Gesagtes folgt.

Ich habe mal im Autorenforum »Write, Sally, Write« nachgefragt. Die haben mir gesagt, ich soll den Lesern auf den letzten Metern doch noch irgendwas zum Schmunzeln mitgeben. Sodass sie das Buch vergnügt zuklappen und sagen können: »Sooooooh! War das herrlich! Das schenke ich Elke und Ingrid und Steffen …«

Aber was kann ICH den Leuten denn schon mitgeben? Ich habe weder ein Peter-Hahne-Diplom noch bin ich über genug rote Ampeln gerast, als dass ich christliche Lebenshilfe geben könnte. Ich bin doch nur ein Mädchen, das vor einer Lektorin steht und sie bittet, Filmzitate klauen zu dürfen!

Schöne Grüße
Sabine

Liebe Sabine,

also, da mache ich mir gar keine Sorgen, dir fällt da bestimmt noch was Witziges ein! Sagen wir bis um elf?

Danke dir & herzliche Grüße nach Bochum
Marion

Hallo Marion,

okay, hier mal ein Textvorschlag:

»Jahrelang hatte ich ein schlechtes Gewissen, weil mein Garten nicht so schön akkurat aussieht wie alle anderen drumherum. Ich habe versucht, Beete anzulegen, Sträucher zu trimmen und Vogelhäuschen zu bemalen. Es sah immer scheiße aus. Dann habe ich gemerkt: Wenn ich das alles nicht mache, ist es genauso grün, macht nur weniger Arbeit. Und die Nachbarn, die jeden Tag mähen und zupfen, die machen das gerne. Ich nicht. Dafür backe ich mein Brot selber, dreimal die Woche. Und alle anderen sagen immer: Da hätte ich keine Zeit für! Ist es nicht ganz simpel: Für das, was einem Spaß macht, haben wir auch Zeit! Anders ausgedrückt: Was man schaffen *will*, das schafft man auch.«

So was in der Art? Das wäre doch ein schönes Schlusswort.

LG
Sabine

Liebe Sabine,

ja, schon ganz gut. Aber vielleicht noch etwas kompakter; leider ist im Layout nicht mehr so viel Platz. Und die Zeit, du weißt ja, drängt mal wieder.

Liebe Grüße
Marion

Hallo zurück,

okay, dann pack' doch ganz einfach auf die letzte Seite bitte das hier:

Hört auf zu jammern! Grämt euch nicht! Euer Leben ist erst dann so richtig am Arsch, wenn Enya dazu den Soundtrack macht.

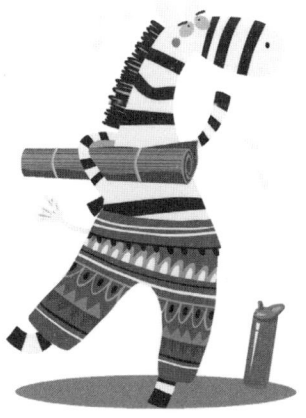

Wohlfühlterror-Glossar

Aiiijaa-hejaa-hejaa-he-he
Begrüßungsritual der Hopi-Indios, das gerne in der Warteschleife von Astro-TV geschaltet wird und der Legende nach bedeutet: »Omma Ilse, bestelle jetzt soooofort diesen wertlosen Hildesheimer Heilstein zum Vorteilspreis von 79,90 Euro, es sind nur noch 35.000 Stück verfügbar!«

Aktivkohle
Der neue Schwarz-ist-das-neue-Weiß-Hype für alle, die aktiv Kohle für nicht erwiesene Benefits ausgeben möchten. Immerhin: Die schwarze Zahncreme hinterlässt mysteriöse Tuschezeichnungen im Waschbecken, die je nach Sonneneinstrahlung an ein Portrait von Dr. Best oder ein Kohlekraftwerk im Sonnenaufgang erinnern.

Bachblüten
Alternative Heilmethode nach Dr. Sigmar Sol-Bach, die psychosomatische Beschwerden unterstützend behandeln will, zum Beispiel Nelken gegen Eifersucht, Holunder gegen Hass oder Buschwindröschen gegen chronische Mittelfingerstarre. Die Blütenessenzen eignen sich allerdings nicht als alleiniges Heilmittel, ergänzend müssen noch naturgelaugte Büroklammern an die Nervenbahnen des linken Ohrläppchens geklemmt werden.

Badewannenbutler
Kann man an einem Tag im Jahr super Buch, Sekt und Macarons drauf ablegen. An 364 Tagen auch ein ideales Sammelbecken für leere Bodylotion-Flaschen, Putzlappen und Silberfischchen.

Burnout
Zustand der chronischen Erschöpfung, wie ihn viele Menschen verspüren, die versuchen, sich einen Yoga-Kurs von der gesetzlichen Krankenkasse erstatten zu lassen.

Chia-Samen
Zusammen mit Goji-Klaus und Moringa-Edwina die beliebtesten Vornamen in Berlin-Mitte und Bottrop-Boy des Jahres 2020.

Esoterik
Eine Art Sinnsurrogat für alle, die sich nicht sicher sind, ob es nicht doch mehr gibt zwischen Himmel und Erde, Ying und Yang oder Aldi Nord und Aldi Süd. Nebulöse Wissenschaft, die nur wenige Eingeweihte verstehen, ähnlich wie Niedrigtemperaturgaren oder richtiges Mund-Nasenschutz-Tragen.

Detoxing
Hochpreisige Ausscheidung von angeblich giftiger Schlacke, die man ohne den regelmäßigen Konsum gallgrüner Grütz-Grogs gar nicht in sich tragen würde.

Grüner Tee

Teespezialität, die im chinesischen Hochgebirge, im japanischen Mischwald oder in illegalen Plantagen im Sauerland geerntet wird. Die sogenannte Yokohama-Studie aus dem Jahr 2014 unter der Leitung von Dr. Liang Shang Po mit 30.465 unfreiwilligen Probanden ergab: Wenn man täglich 4–5 Liter grünen Tee trinkt, muss man öfter aufs Klo als die Vergleichsgruppe.

Hypnose

Zustand der völligen Entspanntheit und Losgelöstheit, die ein Hypnotiseur dazu nutzt, um Veränderungswilligen Sätze einzuflüstern wie: »Jetzt friss endlich weniger, du fette Henne!«

Karma

Konzept, nach dem jede Handlung eine Folge hat, die sich in einem der nächsten Leben zeigen wird und viele Wiedergeburtsleugner dazu anstiftet, sich im jetzigen Leben zu benehmen wie Karl Arsch am Ballermann.

LED-Duschkopf-Farbwechsel-Brauseaufsatz

Stellt man am besten in den Farben Rot, Gelb, Grün ein, um sich morgens schon mal achtsam auf die 42 Kilometer Umgehungsstraße zum Büro einzustimmen.

Life-Changing

Werbeattribut für Bullet-Journals, Kaffeewarmhaltebecher und Bananenmilch. Zielgruppe: Menschen, denen das Wort »Premium« zu wenig *inspiring* ist.

Massagepistole
Munteres Muskelbürsten für martialisch veranlagte Mies-Drauf-Fühler: Erhältlich in bis zu elf Geschwindigkeitsstufen und mit sieben verschiedenen Aufsätzen. Passt dazu in jeden Lieferwagen-Kofferraum. Vergeblich sucht man leider die entspannungsfördernde Funktion: »Wirf die Kohle rüber, du Komiker, aber zack, zack!«

Relax-Pants
Kuschelig-flauschiges, rumlümmelkompatibles It-Piece für Leute, die die wahre Bestimmung einer Jogginghose erkannt haben.

Runterkommen
Zustand des ritualisierten Entspannens für Menschen, die raufgekommen sind, weil sie kurz mal von ihrem orientalischen Sitzkissen aufstehen mussten, um dem *Lieferando*-Typen die Tür aufzumachen.

Schlafkopfhörer
Blendet Licht und störende Geräusche einfach aus. Nachteile: Schaltet sich bei Beginn des Podcasts von Dr. Eckart von Hirschhausen nicht automatisch ab, und statt bloßen Ohrenschmerzen tut einem am nächsten Tag beim Aufwachen der ganze Schädel weh.

Work-Life-Balance
Kriegt man sehr gut hin, wenn man darauf achtet, dass man nach jeweils 2,75 Minuten Arbeit eine geführte Schulterblattentspannung durchführt, nach 4 ¼ Stunden kurz auf den Balkon geht und alle angestauten Emotionen

herausschreit, alle 30 Minuten 15 Schluck Felsquellwasser mit einem Spritzer Minzöl trinkt und ... und sicherstellt, dass man gegen 23 Uhr den allerletzten Zug nach Hause erwischt, um abends nicht mehr die Kinder ertragen zu müssen.

Yoga-Frosch

Breitbeinig sitzendes Deko-Reptil, das gerne flankiert von Erdbeer-Räucherstäbchen im Umkleideraum privater Fußpflegestübchen dekorativ platziert wird und an Sinnfreiheit und Hässlichkeit nur von Goleo, dem nacktärschigen Maskottchen-Löwen der WM 2006 getoppt wird.

Zazen-Meditation

Meditationstechnik des Zen-Buddhismus auf der Grundlage der Erkenntnis, dass man nicht immer alles verstehen muss, sondern dass es auch reichen kann, nur zu beobachten. Im Prinzip also wie eine Folge Schwiegertochter gesucht, nur im Lotussitz.

Danksagung

Ich danke meiner fabulösen Familie für das Seelenfutter, Marion Preuß und allen Goldfrauen und -männern für 24/7-Support, Priyanka für jede Menge Input, allen Vom-Schreibtisch-auf-den-Waldweg-Zerrern, Howard-Carpendale-Doku-Bingewatchern, Backwerk-vor-die-Tür-Hängern und den besten Entspannungs-Vorturnern dieser Welt: Lany und Clyde. Besonders danke ich Beate.

Unsere Leseempfehlung

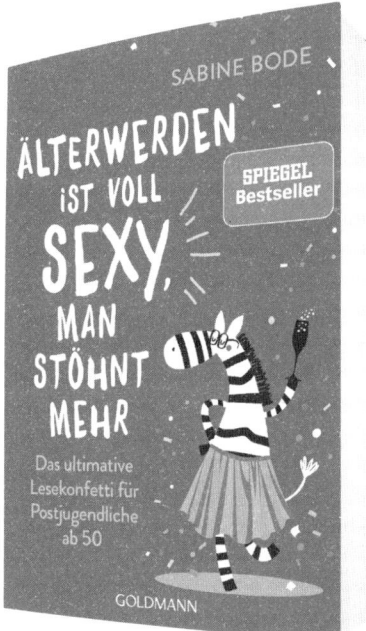
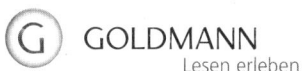